TREESA MARY JOSEPH
ZAREENA M.A
SHANTHALA B.M

APARELHOS MIOFUNCIONAIS EM CRIANÇAS

TREESA MARY JOSEPH
ZAREENA M.A
SHANTHALA B.M

APARELHOS MIOFUNCIONAIS EM CRIANÇAS

Promover a intervenção precoce para prevenir a má oclusão

ScienciaScripts

Cover image: www.ingimage.com

This book is a translation from the original published under ISBN 978-620-8-11931-7.

Publisher:
Sciencia Scripts
is a trademark of
Dodo Books Indian Ocean Ltd. and OmniScriptum S.R.L publishing group

120 High Road, East Finchley, London, N2 9ED, United Kingdom
Str. Armeneasca 28/1, office 1, Chisinau MD-2012, Republic of Moldova, Europe
Printed at: see last page
ISBN: 978-620-8-21303-9

ÍNDICE

INTRODUÇÃO

No domínio da odontopediatria, o adágio "ensine-os jovens, veja-os crescer" assume um significado profundo com o advento dos aparelhos miofuncionais. Estas ferramentas inovadoras oferecem uma abordagem proactiva para fomentar uma saúde oral e um desenvolvimento facial óptimos nas crianças. Ao intervir durante as fases críticas do crescimento, os aparelhos miofuncionais têm como objetivo tratar os hábitos orais inadequados, os desequilíbrios musculares e as discrepâncias esqueléticas que podem potencialmente prejudicar o bem-estar geral da criança.

A Terapia Miofuncional Oral (TMO) foi definida como "o tratamento das disfunções dos músculos da face e da boca, com o objetivo de corrigir as funções orofaciais, como a mastigação e a deglutição, e promover a respiração nasal". [1]
O termo **"aparelho funcional"** refere-se a uma variedade de aparelhos removíveis e fixos concebidos para alterar a disposição de vários grupos musculares que influenciam a função e a posição da mandíbula, de modo a transmitir forças à dentição e ao osso basal. Normalmente, estas forças musculares são geradas pela alteração da posição mandibular sagital e vertical, resultando em alterações ortodônticas e ortopédicas.[2]

O conceito de ortopedia funcional em medicina dentária, que está intimamente relacionado com a terapia miofuncional, começou a surgir na década de 1930. Neste período surgiram clínicos como Emil Haupl, que aplicou a hipótese da adaptação funcional de William Roux à aplicação clínica do ativador. O trabalho de Haupl lançou as bases teóricas da ortopedia funcional dos maxilares. [3]

À medida que as crianças entram nos seus anos de formação, estes aparelhos funcionam em sinergia com os seus processos naturais de crescimento. Ao aproveitar o poder de uma intervenção atempada, os aparelhos miofuncionais ajudam a orientar o desenvolvimento do maxilar, a moldar as arcadas e a encorajar os dentes a alinharem-se de forma óptima. Além disso, desempenham um papel fundamental na prevenção de problemas como dentes apinhados, más oclusões e até mesmo apneia obstrutiva do sono, que podem ter consequências de longo alcance se não forem tratados. A filosofia subjacente aos aparelhos miofuncionais enfatiza não só a correção de problemas existentes, mas também a prevenção de problemas futuros. Os aparelhos miofuncionais tornam-se cada vez mais evidentes à medida que as crianças crescem e os seus sorrisos evoluem, reflectindo a sabedoria de intervir desde cedo para garantir um sorriso bonito e bem-estar.

HISTÓRIA

A primeira edição da História Natural dos Dentes Humanos foi publicada por Hunter em 1771, elucidando a estrutura, o uso, a formação, o crescimento e as doenças relacionadas com os dentes humanos.
Em 1808, L.J. Catalan introduziu o aparelho Catalans.

Em 1873, Tomes formulou o conceito de equilíbrio entre a musculatura perioral e as forças da língua, influenciando a forma da arcada dentária.
Norman William Kingsley, em 1879, cunhou o termo "jumping the bite" e introduziu uma placa de mordida de vulcanite para retrusão mandibular.[3]

Os marcos da evolução dos aparelhos funcionais amovíveis

1. **1879 - Norman Kingsley:** Placa de mordida de vulcanite

2. **1902 - Pierre robin:** Monobloco

3. **Placa de Vorbiss de Schwarz**

4. **1909 - Viggo Andresen:** Aparelho norueguês chamado ativador

5. **1950 - William Balters:** Aparelho Bionator

6. **1957 - Rolf Frankel:** Regulador funcional

7. **1977 - William Clark:** Aparelho de bloco duplo.

8. **1982 - Clements & Jackson:** Tala de reposicionamento do avanço mandibular (MARS)

9. **2006 - William Vogt:** Forsus (dispositivo resistente à fadiga)

Em 1883, o trabalho de Wilhelm Roux sobre as barbatanas caudais dos golfinhos plantou a semente da ideia de que a função influencia a forma. Julius Wolff, em 1885, publicou a "Lei da Transformação do Osso", afirmando que a função induz alterações na forma. [4]
Mais tarde, Karl Hauple utilizou a hipótese de Roux para explicar como os aparelhos funcionais provocam alterações através da atividade dos músculos orofaciais. [4]
Em 1902, Pierre Robin introduziu um aparelho ortodôntico amovível chamado monobloco para posicionar a mandíbula para a frente. Ele utilizou o Monobloco como um dispositivo de posicionamento passivo. Este aparelho é unanimemente considerado o precursor do ativador de Andresen-Haupl e de todos os aparelhos funcionais semelhantes existentes até hoje.[4]

Emil Herbst introduziu o aparelho Herbst em 1905, e Hans Pancherz reconheceu o seu potencial para a estimulação do crescimento mandibular em 1970.[4]
Em 1909, Viggo Andresen fez experiências com um dispositivo de retenção amovível para a sua filha, na sequência de uma terapia ativa multibanda, e chamou a este dispositivo um

ativador. Este estudo foi um marco na evolução da terapia funcional. [5]
Em 1910-1920, alguns deles utilizaram o vestíbulo da cavidade oral como local de trabalho principal ou exclusivo para a terapia funcional, o que levou ao nascimento de aparelhos conhecidos como telas ou placas vestibulares.
O ecrã vestibular foi introduzido por Newell em 1912.[6]

Em 1914, Alfred Korbitz propôs a utilização de uma placa vestibular definida como um modelador labial, com o objetivo de normalizar os tecidos moles periorais e o selamento labial em particular.
Alfred P. Roger, em 1918, reconheceu o papel dos músculos faciais no crescimento do sistema estomatognático. [7]
Em 1934, Haupl tentou aplicar a hipótese da adaptação funcional de William Roux à aplicação clínica do ativador. Lançou assim as bases teóricas da ortopedia funcional dos maxilares quando Andresen e Haupl publicaram o seu primeiro livro em 1936. [4]

Ortopedia biomecânica (Andresen)
Ortopedia funcional dos maxilares (Haupl)
Sistema norueguês
Harold D. Kesling, em 1944, desenvolveu o Posicionador de Dentes para tratamentos de acabamento.

O aparelho Bimler, um desenvolvimento fortuito de Hans Peter Bimler durante a Segunda Guerra Mundial, atingiu a sua forma final em 1949, permitindo o uso durante todo o dia. [5]
Wilhelm Balters, em 1950, modificou o ativador de Andresen para criar o Bionator.

Hans Muhlemann, em 1952, desenvolveu o Propulsor com base no ativador, mas faltavam-lhe os elementos metálicos. Este foi aperfeiçoado mais tarde por Holtz.[5]
Schwartz, em 1956, tentou fundir as vantagens do ativador e da placa ativa, criando a placa dupla.[5]

Frankel, em 1957, concebeu o Regulador de Função, centrado no vestíbulo oral para o tratamento de várias más oclusões.
William J. Clark, em 1977, introduziu o Twin block como um aparelho de dois elementos de 24 horas com a vantagem do conforto e da exploração das forças funcionais de forma contínua.[8]
Os avanços mais recentes incluem a tala de reposicionamento do avanço mandibular (MARS) - Clements & Jackson -1982:
É um dispositivo funcional fixo, ligado aos fios do arco de um aparelho ortodôntico Ed multibanda. A função do aparelho MARS é semelhante à do aparelho Herbst, na medida em que a mandíbula é mantida numa posição protruída contínua através de escoras de compressão.[9]
Forsus (dispositivo resistente à fadiga) de William Vogt (2006):

O Forsus (também conhecido como Dispositivo Resistente à Fadiga Forsus [FRD]) é um sistema telescópico semirrígido que incorpora uma mola helicoidal superelástica de níqueltitânio que pode ser montado na cadeira e pode ser usado em conjunto com aparelhos ortodônticos fixos completos. O Forsus (FRD) pode ser utilizado em vez de elásticos de Classe II em casos ligeiros e em vez de aparelhos Herbst em casos graves. As molas Forsus funcionam melhor em pacientes com perfis convexos, mas são indicadas em qualquer paciente de Classe II, exceto naqueles com mandíbulas normais e maxilas protrusivas, ou com mandíbulas protrusivas ou excessivamente grandes em relação às outras estruturas cranianas.[9]

Embora tenham sido introduzidos vários outros aparelhos funcionais, os que tiveram impacto e foram praticados popularmente incluem o Activator, o regulador funcional Frankel, o Herbst e, atualmente, a utilização do Twin Block é sinónimo de aparelhos funcionais. Esta progressão histórica mostra a inovação e criatividade contínuas na ortodontia, abordando várias más oclusões através de diversos aparelhos e conceitos.

DEFINIÇÕES

APARELHOS FUNCIONAIS

Os aparelhos funcionais são definidos como aparelhos passivos ou de ajuste solto, que aproveitam as forças naturais da musculatura oro-facial que são transmitidas aos dentes e ao osso alveolar através do meio dos aparelhos.[7]
Os aparelhos funcionais são aparelhos soltos e amovíveis concebidos para alterar o ambiente neuromuscular da região orofacial para melhorar o desenvolvimento oclusal e/ou o crescimento do esqueleto craniofacial. (Moyer).[10]
Os aparelhos funcionais são aparelhos que alteram a postura da mandíbula, mantendo-a aberta ou fechada e para a frente ou para trás. (Profitt).[10]
De acordo com WHITE, GARDNER, LEIGHTON: Um aparelho funcional aproveita as forças naturais que transmite aos dentes e ao osso alveolar numa direção predeterminada.[10]

Aparelho removível ou fixo que altera a postura da mandíbula e transmite as forças criadas pelo estiramento resultante dos músculos e tecidos moles e pela alteração do ambiente neuromuscular aos tecidos dentários e esqueléticos para produzir movimento dos dentes e modificação do crescimento.[11]

O termo "aparelho funcional" refere-se a uma variedade de aparelhos removíveis concebidos para alterar a disposição de vários grupos musculares que influenciam a função e a posição da mandíbula, de modo a transmitir forças à dentição e ao osso basal. Normalmente, essas forças musculares são geradas pela alteração da posição mandibular sagital e verticalmente, resultando em alterações ortodônticas e ortopédicas. Bishara e Ziaja (AJO 1989) [12]

CLASSIFICAÇÕES

Existem várias classificações fornecidas por diferentes autores. Para compreender os princípios de funcionamento dos aparelhos funcionais, é importante saber a que classe pertencem.

I. CLASSIFICAÇÃO BÁSICA DOS APARELHOS FUNCIONAIS: [7]

1. Aparelhos funcionais amovíveis:

São aparelhos funcionais que podem ser removidos e inseridos na boca pelo paciente à vontade.
por exemplo: ativador, Frankel, etc.

2. Aparelhos funcionais fixos:

São aparelhos funcionais que são colocados nos dentes pelo operador e não podem ser removidos à vontade pelo paciente.
por exemplo: Aparelho Herbst, camisola Jasper, etc.

3. Aparelhos funcionais semi-fixos:

São aparelhos funcionais que têm determinados componentes fixos, por exemplo: Aparelhos de Denholtz, Bass, etc.

II. CLASSIFICAÇÃO POR PROFFIT: [13]

1. Aparelhos passivos de origem dentária:

São aparelhos suportados pelos dentes que não têm qualquer componente intrínseco gerador de força, como molas ou parafusos. Dependem do estiramento dos tecidos moles e da atividade muscular para produzir os resultados de tratamento desejados.
por exemplo: Activator, Bionator, aparelho Herbst.

2. Aparelhos activos de origem dentária:

Incluem modificações do ativador e do bionator que incluem parafusos de expansão ou outros componentes activos, como molas, para fornecer forças intrínsecas para alterações transversais ou antero-posteriores.
por exemplo: Andresen / Haupl Activator, Elastic Open Activator (EOA), Bimler Appliances, etc.

3. Aparelhos transportados pelos tecidos:

Os aparelhos de tecidos estão localizados principalmente no vestíbulo e têm pouco ou nenhum contacto com a dentição.
por exemplo: Aparelho de Frankel.

III. CLASSIFICAÇÃO POR TOM GRABER: [14,7]

1. Grupo A:

Aparelhos de apoio dentário, por exemplo: Catalães, planos inclinados, etc.

2. Grupo B:

Aparelhos com suporte dentário / tecidular, por exemplo: Activator, Bionator, etc.

3. Grupo C:

Aparelhos posicionados no vestibular, por exemplo Ecrãs orais, Frankel, protecções labiais

IV. CLASSIFICAÇÃO EM APARELHOS MIOTÓNICOS E MIODINÂMICOS: [14,7]

1. Aparelhos miotónicos:

São aqueles que dependem da massa muscular e da pressão de repouso para as acções.
Ativador de Andersen-Haupl, ativador de Herren, ativador de Woodside, bionator de Balters, etc.

2. Aparelhos de biodinâmica:

São aqueles que utilizam a atividade muscular ou o movimento para a ação, os aparelhos funcionais também podem ser classificados como:
Aparelho de Bimler, ativador aberto elástico, bionator modificado, kinetor, etc.

V. CLASSIFICAÇÃO DE GRABER E NEUMAN: [14]

Grupo I:

Consistem em aparelhos que transmitem a força muscular diretamente aos dentes com o objetivo de corrigir a má oclusão.
por exemplo: Plano inclinado, ecrã oral.

Grupo II:

Estes aparelhos reposicionam a mandíbula e a força resultante é transmitida aos dentes e a

outras estruturas.
por exemplo: Activator, Bionator.

Grupo III:

Estes aparelhos também mas a sua principal área de atuação é no vestíbulo. Fora das arcadas dentárias, por exemplo: Aparelho de Frankel, Ecrã vestibular.

VI. COM O CONCEITO DE HIBRIDAÇÃO POR PETER VIG:[15]

a) Electrodomésticos clássicos e funcionais:

Activator, Catlan's, Frankel, etc.

b) Aparelhos híbridos:

Propulsor, Ecrã oral duplo, Bionizadores híbridos, Baixo, etc.

VII.CLASSIFICAÇÃO COM BASE NA FORÇA:[7]

Aparelhos que actuam por

1. **Aplicação de força** - Ativador, Bloco duplo
2. **Eliminação de forças** - Ecrã vestibular, para-choques labial
3. **Ambos** - Bionator, Frankel

VIII. CLASSIFICAÇÃO DOS APARELHOS FUNCIONAIS FIXOS: POR RITTO A. KORRODI (2001) [16]

A. Aparelhos funcionais fixos rígidos (RFFA)

1. O aparelho Herbst e as suas modificações.
2. O aparelho de protracção mandibular (MPA)
3. Aparelho de Reposicionamento Anterior Mandibular (MARA)
4. O aparelho Ritto
5. O aparelho IST
6. O aparelho biopédico

B. Aparelhos funcionais fixos flexíveis (FFFA)

1. A camisola Jasper

2. O corretor de mordida ajustável
3. A camisola de churros.
4. As bobinas de torção amoricas.
5. Camisola tubular Scandee
6. A Super Mola Klapper
7. O reparador de mordidas

C. Aparelhos funcionais fixos híbridos (HFFA)

1. Eureka Spring
2. FORSUS - Dispositivo resistente à fadiga
3. O corretor de mordida Twin Force.
4. Fechos Alpern Classe II
5. O módulo de força calibrada

VANTAGENS DOS APARELHOS FUNCIONAIS

Início precoce do tratamento: O tratamento pode começar no período da dentição mista, permitindo a eliminação da função muscular anormal e ajudando no desenvolvimento normal. [11]

Tratamento das más oclusões de classe II: Os aparelhos funcionais são eficazes no tratamento de más oclusões dentárias e esqueléticas de classe II, particularmente as que envolvem deficiência mandibular.[12]

Papel na prevenção de hábitos orais: Os aparelhos funcionais também desempenham um papel crucial na prevenção e correção dos hábitos orais.[12]

Benefícios psicológicos: Iniciar o tratamento numa idade precoce ajuda a evitar perturbações psicológicas associadas à má oclusão.[10]

Fabrico eficiente: Estes aparelhos são maioritariamente fabricados no laboratório de prótese dentária, reduzindo o tempo de cadeira e permitindo o tratamento de mais pacientes.[11]

Redução da frequência de visitas: Os pacientes que utilizam aparelhos funcionais têm menos visitas ao ortodontista em comparação com os que utilizam aparelhos fixos ou amovíveis.[17]

Manutenção da higiene oral: Os aparelhos funcionais não interferem com a manutenção da higiene oral.

Económicos: São geralmente menos dispendiosos do que os aparelhos fixos.

LIMITAÇÕES DOS APARELHOS FUNCIONAIS

Limitação de idade: Os aparelhos funcionais revelam-se ineficazes para os pacientes adultos após a paragem do crescimento.[11]
Limitação da movimentação dentária: Não podem efetuar movimentos dentários individuais.[9]

Dependência do paciente: A maioria dos aparelhos funcionais depende do uso atempado do doente, necessitando de 14 a 16 horas diárias ou mesmo de uso permanente para uma eficácia óptima. A cooperação do paciente é crucial para o sucesso.[17]
Impacto na altura facial: Têm tendência para aumentar a altura facial inferior e, por conseguinte, não podem ser utilizados em doentes com uma mandíbula em rotação para trás.[19]
Necessidade de aparelho fixo: O pormenor final da oclusão pode necessitar de terapia com aparelho fixo no final do tratamento.[17]
Fases de tratamento e comparação: O tratamento precoce com aparelhos funcionais seguido de uma segunda fase de aparelhos fixos, comparado com um tratamento de fase única numa idade mais avançada, não apresenta vantagens significativas em termos de relações maxilares, oclusão, tempo de tratamento e custo.[18]

PRINCÍPIOS DOS APARELHOS FUNCIONAIS

Os aparelhos funcionais, considerados pela maioria das autoridades como ferramentas ortopédicas primárias, ocupam uma posição única na influência do esqueleto facial de crianças em crescimento, particularmente nas regiões condilar e sutural. Embora o seu impacto ortopédico seja amplamente reconhecido, é importante reconhecer os seus efeitos ortodônticos concomitantes na área dentoalveolar. A caraterística distintiva dos aparelhos funcionais está no seu método de aplicação de força - eles evitam elementos mecânicos convencionais como molas, elásticos ou ligaduras. Em vez disso, esses aparelhos aproveitam e canalizam forças naturais, como a atividade muscular, o crescimento e a erupção dentária.[17]

As raízes da compreensão do impacto das forças naturais e da estimulação funcional na forma remontam aos estudos de Roux de 1883 sobre as barbatanas caudais dos golfinhos. Roux esclareceu as caraterísticas dos estímulos funcionais, descrevendo o seu papel na construção, moldagem, remodelação e preservação dos tecidos. Esta hipótese fundamental tornou-se o pano de fundo dos procedimentos ortopédicos gerais e ortopédicos dentários funcionais.[4]

Em 1938, Haupl reconheceu o potencial da hipótese de Roux e aplicou os seus princípios para corrigir as deformidades da mandíbula e da arcada dentária através de estímulos funcionais. A contribuição significativa de Haupl consistiu em elucidar como os aparelhos funcionais funcionavam, particularmente através da atividade dos músculos orofaciais. A função, inerentemente presente em todas as células, tecidos e órgãos, serve como um estímulo que influencia estes meios. O objetivo da ortopedia dentária funcional é aproveitar este estímulo funcional, direcionando-o de acordo com as capacidades dos tecidos, maxilares, côndilos e dentes. As forças geradas são nitidamente funcionais e, na maioria das vezes, intermitentes. Haupl enfatizou que esse modo de aplicação de força é crucial para a formação de tecidos, pois forças ativas contínuas dificultam a remodelação óssea. Devido à sua capacidade de transferir forças musculares de forma eficaz, os aparelhos ortopédicos funcionais são anunciados como ferramentas transformadoras no campo da Ortodontia.[17]

FORÇAS

As forças empregues nos procedimentos ortodônticos e ortopédicos são compressivas, de tração e de cisalhamento. Os aparelhos mecânicos utilizam principalmente forças de compressão e tensão de pressão. As forças de tração causam stress e tensão na terapia com aparelhos funcionais. Elas também alteram o equilíbrio muscular estomatognático. Em cada aplicação de força podem ser observadas forças externas (primárias) e internas (secundárias).

As forças externas são as principais influências motivadoras aproveitadas pelos aparelhos funcionais. Estas incluem várias forças que actuam na dentição, tais como forças oclusais e musculares da língua, lábios e bochechas. O objetivo principal dos aparelhos funcionais é tirar partido das forças naturais e transmiti-las a áreas selecionadas para produzir a alteração desejada.

As forças internas são as reacções dos tecidos às forças primárias. Elas tensionam os tecidos contíguos, levando à formação de uma estrutura de orientação osteogénica (ou seja, deformação e contraventamento do processo alveolar). Esta reação é importante para a adaptação secundária dos tecidos. A tensão e a deformação dos tecidos resultam em remodelação, deslocamento e todas as outras alterações que podem ser alcançadas pela terapia ortodôntica. A deformação dos tecidos ósseos com aparelhos funcionais removíveis é vantajosa por 2 motivos:

1. Estes aparelhos permitem tanto a carga como a descarga dos dentes e do processo alveolar, e

2. Podem ser utilizados para tratamento na dentição mista ou de transição quando as estruturas ósseas têm uma boa renovação de fibroblastos e bioelasticidade.[17]

Diferenças quantitativas são evidentes na aplicação de força, dependendo do parâmetro e do tipo de aplicação. Uma força só pode produzir o efeito ortodôntico desejado se tiver uma determinada duração, direção e magnitude.

1. A **duração da força** na maioria dos tratamentos com aparelhos funcionais é interrompida porque o aparelho geralmente não é usado constantemente, mas apenas durante 12 a 16 horas por dia. Os aparelhos de uso contínuo da Hamilton e Clark e os aparelhos de salto colados da Herbst e Jasper são exceções.
2. A **direção da força** (quer seja uma tensão ou um esforço) para o movimento dos dentes deve ser consistente. As forças funcionais podem estimular o movimento dos dentes numa direção, mas as forças de intercuspidação e oclusão podem conduzir os dentes na direção oposta enquanto o aparelho não está a ser usado. Esses efeitos de "sacudidelas" devem ser eliminados, se possível. Essa atividade contraproducente não ocorre com aparelhos colados de uso contínuo.
3. **A magnitude da força** é pequena na terapia com aparelhos funcionais. Se a tensão induzida for muito grande, o paciente terá dificuldade em usar o aparelho. A aplicação de forças pesadas (por exemplo, terapia com aparelhos extrabucais) não é viável para aparelhos funcionais puros. No entanto, uma combinação de terapias é útil, se adequadamente projetada.[17]

PRINCÍPIOS DE TRATAMENTO

A força aplicada pode ser de compressão ou de tração. Consoante o tipo de força aplicada, podem distinguir-se dois grandes princípios de tratamento: a aplicação e a eliminação da força. Para além destes efeitos de força física, os aparelhos funcionais podem incitar estímulos sensoriais para desencadear uma resposta neuromuscular.

1. Na **aplicação de força**, a tensão e a deformação compressivas actuam sobre as estruturas envolvidas, resultando numa alteração primária da forma com uma adaptação secundária da função. Todos os aparelhos activos fixos ou removíveis funcionam de acordo com este princípio.[7]

Na **eliminação da força**, as influências ambientais anormais e restritivas são eliminadas, permitindo um desenvolvimento ótimo. O para-choques labial e o Frankel são reabilitados e seguidos por uma adaptação secundária na forma. Durante a eliminação da pressão, pode surgir uma tensão de tração como resultado da deslocação viscoelástica do periósteo e da resposta de formação óssea nas áreas afectadas. A tensão pode ser mais eficaz do que a pressão porque a maioria das estruturas ósseas são concebidas para resistir à pressão, mas não à tensão.[7]

Os aparelhos de rastreio oral e vestibular funcionam eliminando a pressão. No entanto, os escudos e as almofadas do aparelho de Frankel também foram concebidos para desenvolver uma tração periosteal, ou tensão, para aumentar a resposta osteogénica na área afetada.

O movimento dentário pode ser conseguido através de qualquer um destes princípios. Os dentes movem-se se o equilíbrio das forças que actuam sobre eles (por exemplo, forças oclusais, labiais, das bochechas, da língua) for alterado. O osso alveolar é um osso puro e membranoso que, pela sua natureza, responde à mais pequena alteração de equilíbrio. O equilíbrio pode ser alterado pela aplicação de uma força artificial complementar de origem muscular ou mecânica (princípio da aplicação da força); se um dos componentes da força total que actua sobre os dentes em três planos for eliminado, os dentes respondem à força reduzida estabelecendo um novo equilíbrio (princípio da eliminação da força). A alteração da distribuição da tensão no osso e a indução da remodelação óssea e do movimento dentário são possíveis com estas duas abordagens fundamentais de tratamento.[17]

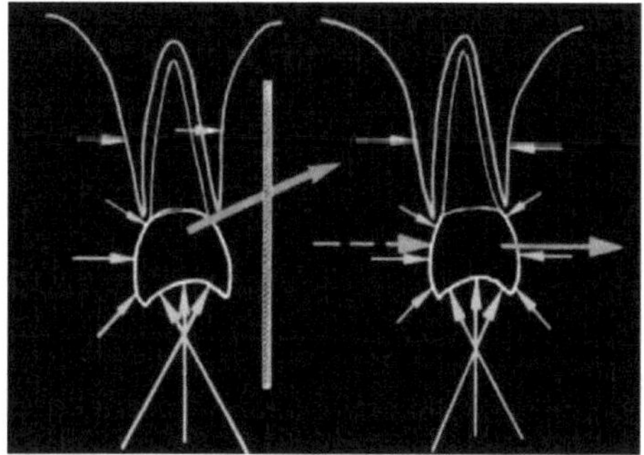

A B

Várias possibilidades de movimentação dentária. As forças naturais actuam sobre os dentes a partir de todas as direcções. Para obter movimentos dentários, é possível eliminar um destes componentes de força **A**, ou utilizar uma força adicional **B**

CANDIDATURA

A alteração da distribuição de tensão no osso e a indução de remodelação óssea e movimentação dentária são possíveis com essas duas abordagens fundamentais de tratamento. Além desses efeitos de força física, os aparelhos funcionais podem incitar estímulos sensoriais para desencadear uma resposta neuromuscular. Se a postura da mandíbula for alterada, como no caso da mordida de construção produzida por um aparelho funcional, a adaptabilidade neuromuscular à nova relação esquelética espacial só é possível com a ajuda de estímulos sensoriais. Petrovic et al (1982) já demonstraram a resposta adaptativa do músculo à hiperpropulsão da mandíbula em ratos através do encurtamento do músculo pterigóideo lateral (LPM) para manter a postura anterior. McNamara (1973) descreveu a reação das estruturas condilares à tensão muscular na adaptabilidade compensatória e no restabelecimento da atividade muscular original. Este processo reativo não é apenas biomecânico, mas é também uma resposta neurotrófica, tal como descrito por Moss (1962).[17]

RESPOSTA NEUROMUSCULAR

O sucesso da terapia com aparelhos funcionais depende da resposta neuromuscular. As crianças com doenças neuromusculares, como a poliomielite e a paralisia cerebral, não podem ser tratadas com sucesso com a terapia de aparelhos funcionais.[17]
Os métodos funcionais aplicam forças mecânicas e induzem uma compensação muscular reactiva. Também tiram partido dos processos de crescimento e desenvolvimento que ocorrem na altura do tratamento, incluindo a formação óssea e a erupção dentária.
O tratamento biológico, no seu sentido mais estrito, funciona através da orientação e controlo dos processos e forças naturais. Em muitos casos, os aparelhos funcionais podem ser considerados biológicos devido às suas funções de eliminação de forças e de orientação do crescimento. Para além de apresentarem uma "bondade tecidular", ou um atributo de conservação dos tecidos, também são mais susceptíveis de alcançar a estabilidade do tratamento à medida que a função muscular perioral pervertida é reabilitada. Os requisitos de retenção são frequentemente mínimos. Se ocorrer uma recaída após o tratamento, ela geralmente não é tão grave quanto aquela que ocorre após o uso de aparelhos fixos e forças pesadas para deslocar os dentes para uma oclusão ideal predeterminada, uma oclusão que pode ser dentariamente perfeita, mas que está fora de equilíbrio com as forças ambientais.
Os resultados funcionais do aparelho estão sujeitos a problemas de crescimento puberal e pós-puberal, nos quais a mandíbula cresce mais do que a maxila. Se a direção do crescimento for horizontal ou se for evidente um padrão de crescimento mandibular rotacional para cima e para frente, a estabilidade pós-tratamento no segmento anterior inferior estará ameaçada, independentemente do aparelho utilizado. A terapia com aparelhos funcionais, além de eliminar os distúrbios funcionais, deve trabalhar com o crescimento e o desenvolvimento, tanto quanto possível. A exortação ortodôntica "tratar na área mal posicionada, no momento certo, com a força certa" também se aplica à terapia com aparelhos funcionais. Em muitos casos, a fidelidade a essa exortação requer mais de um método de tratamento - usando aparelhos funcionais e fixos juntos - para atingir o melhor resultado possível. O objetivo da ortodontia moderna é fazer com que os aparelhos sejam subservientes aos objetivos a serem alcançados. [17]

ACÇÃO DO APARELHO FUNCIONAL

Os aparelhos funcionais são capazes de produzir as seguintes alterações.

1. Alterações ortopédicas

2. Alterações dento-alveolares

3. Alterações musculares

ALTERAÇÕES ORTOPÉDICAS

1. Os aparelhos miofuncionais são capazes de acelerar o crescimento na região condilar.
2. Podem provocar a remodelação da fossa glenoide.
3. Podem ser concebidos para ter uma influência restritiva no crescimento dos maxilares.
4. Podem alterar a direção de crescimento dos maxilares.[7]

ALTERAÇÕES DENTO-ALVEOLARES

Podem provocar alterações dento-alveolares nas direcções sagital, transversal e vertical. A maioria dos aparelhos funcionais permite que os anteriores superiores se inclinem para palatino e os inferiores para vestibular.

No sentido transversal, podem provocar a expansão das arcadas dentárias através da incorporação de parafusos nas mesmas ou da proteção dos músculos vestibulares para fora da arcada dentária.

No plano vertical, podem ser concebidos para permitir a erupção selectiva dos dentes.[7]

ALTERAÇÕES MUSCULARES

O aparelho funcional pode melhorar a tonicidade da musculatura oro-facial. [7]

RASTREIO ORAL

INTRODUÇÃO:

O protetor oral é um aparelho miofuncional simples e versátil utilizado no tratamento intercetivo precoce das deformidades das arcadas dentárias. Foi introduzido pela primeira vez por Newell em 1912. O protetor oral era utilizado por rotina em Inglaterra antes da Segunda Guerra Mundial.[20] Kraus[21] foi o primeiro a estabelecer a diferença entre o protetor oral e o protetor vestibular. Mais tarde, o ecrã oral foi defendido por Hotz[22] Nord[23,24] e Fingeroth. [25,28] Diferentes variações do ecrã oral foram concebidas por diferentes investigadores para satisfazer diferentes necessidades de tratamento. O ecrã oral é especialmente utilizado em más oclusões agravadas por uma função muscular deficiente.

Alguns clínicos,[23,24] explicam esta terapia utilizando o conceito de matriz funcional de Moss,[25] em que a tela estende a matriz capsular para um espaço mais normal, permitindo assim que a musculatura funcione sobre uma concha dentoalveolar artificial. A tela remove as forças deformadoras indesejáveis da dentição em desenvolvimento, permitindo que os dentes e o processo alveolar se movam para baixo e para fora da matriz fornecida pela tela acrílica. A morfologia e a função corretas combinam-se então para assegurar a estabilidade da relação adquirida.[23]

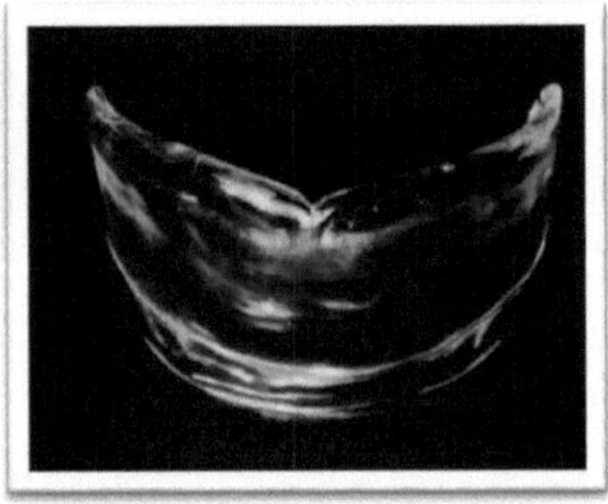

DEFINIÇÃO:

Segundo Houston, W.J.B. (1983), o "Oral Screen" é uma fina camada de acrílico colocada no sulco bucal e usada durante a noite.

Adams et al. (1990) referem que se trata de um dispositivo funcional sem componentes activos que produzam pressão sobre os dentes, mas que tem efeitos sobre a pressão muscular e os tecidos moles das bochechas e dos lábios.

INDICAÇÕES:

1. Estes aparelhos têm sido utilizados sobretudo para intercetar o hábito de respiração bucal. Também podem ser utilizados para intercetar hábitos como chuchar no dedo, empurrar a língua, morder os lábios e as bochechas.
2. Em disto-oclusões ligeiras.

3. Podem ser utilizados para realizar exercícios musculares para ajudar na correção de músculos hipotónicos dos lábios e das bochechas.
4. Podem ser utilizados para corrigir uma ligeira inclinação anterior.[7]

CONTRA-INDICAÇÕES:

1. Em pacientes nos quais já existe uma inclinação labial excessiva dos incisivos inferiores.[17]

VANTAGENS:

1. Aparelho simples e versátil no tratamento intercetivo precoce.

2. Estabelece um melhor equilíbrio muscular entre a língua, no interior, e o mecanismo bucinador, no exterior.
3. Corrige as relações defeituosas dos lábios superior e inferior entre si, tornando possível o selamento quase normal dos lábios
4. Contribuem para o desenvolvimento de uma oclusão que funcione corretamente.

5. Mecanismo eficaz para reduzir ou eliminar a atividade mental hiperactiva.

6. Mais adequado para trabalhar com atividade anormal dos lábios e da língua.[17]

DESVANTAGENS:

1. Não se trata de uma terapia mecânica completa.

2. Trata-se apenas de um ataque inicial ou da fase 1 de correção do problema ortodôntico.

MECANISMO DE ACÇÃO:

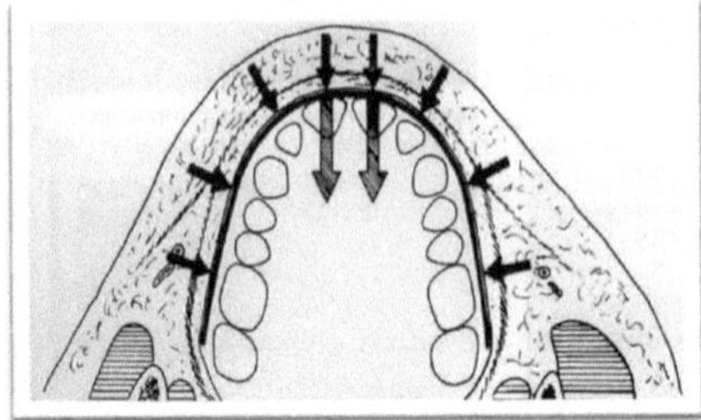

A tela vestibular pode ser usada para aplicar as forças da musculatura circum-oral a certos dentes ou para restringir as mesmas forças noutros dentes, permitindo assim que estes se movam devido às forças exercidas pela língua. Assim, o protetor vestibular funciona segundo os princípios da aplicação e da eliminação de forças. Se o protetor oral for concebido para entrar em contacto apenas com a superfície vestibular dos incisivos proclinados, as forças da musculatura perioral são transferidas para ele e ajudam a provocar a retração dos dentes anteriores.[28]

1. O ecrã oral impede que a musculatura vestibular, que desliza a mandíbula para a frente, exerça a sua força durante os movimentos funcionais sobre a face vestibular dos dentes posteriores. A força lingual que actua a partir do interior sobre os dentes posteriores deixa de ser contrariada pelas forças da musculatura perioral, resultando na expansão das arcadas.
2. Forma uma barreira mecânica à cavidade oral propriamente dita e ajuda a corrigir hábitos como a respiração bucal, a sucção do polegar, a mordedura dos lábios, a mordedura das bochechas, o impulso da língua e a postura anormal da língua. O protetor oral é um dispositivo colocado no vestíbulo que impede a entrada de ar. Inicialmente, podem ser efectuados orifícios de respiração. Isto permite a passagem de alguma quantidade de ar para a boca. À medida que a criança aprende a respirar pelo nariz, preencher alguns orifícios com acrílico para que entre menos ar pela boca.
3. Ajuda na correção de casos ligeiros de má oclusão de Classe II divisão 1. Pode provocar um ligeiro reposicionamento para a frente do maxilar inferior se o ecrã oral for fabricado em gessos com mordida de construção efectuada numa mandíbula ligeiramente reposicionada anteriormente.
4. Aumenta a tonicidade dos músculos, exercitando-os.[28]

A tela impede que a pressão das bochechas actue sobre a dentição. Por este motivo, a língua pode exercer a sua força livremente. Isto provoca uma expansão passiva das arcadas. A pressão dos lábios é direcionada para os incisivos. Isto provoca o movimento lingual dos dentes vestibularmente inclinados. A tela estica a musculatura labial, fornecendo uma força que retroinclina os incisivos superiores proclinados. Com a utilização do protetor oral, os lábios são reforçados. Simultaneamente, os maxilares inferiores são movidos para a frente, os lábios hipotónicos são activados, a tonicidade dos lábios é melhorada, a expansão passiva da base apical tem lugar, orienta a erupção diferencial dos molares e o avanço mandibular quando a mordida protrusiva é feita. [26,27]

FABRICAÇÃO:

A eficácia deste aparelho depende da sua construção correta. Para a construção do biombo vestibular, utilizam-se mordidas de construção correta e modelos que foram montados em articuladores de linha reta.

Etapas do fabrico do ecrã oral: [27 ,7]

1. Impressões:

Efetuar impressões de alginato maxilar e mandibular até à profundidade do sulco vestibular e verter as impressões para criar modelos de trabalho que reproduzam com precisão a profundidade do sulco vestibular.

2. Selagem oclusal:

Selar os moldes de trabalho em oclusão utilizando cera de modelação para manter o alinhamento correto.

3. Articulação:

Assentar os moldes superior e inferior numa intercuspidação normal e selar os modelos com gesso. Se estiver a corrigir uma relação molar de Classe II ligeira, faça uma mordida de borda a borda (mordida de construção) para avançar a mandíbula.

4. Colocação do espaçador de cera:

Adaptar uma única folha de cera de modelação como espaçador nas superfícies vestibular e labial dos dentes, estendendo-se até à profundidade funcional do sulco. Assegurar-se de que não colide com o frénulo e os anexos musculares. Durante o enceramento e a construção, deve ser previsto um alívio para o frénulo e os anexos musculares. Cobrir toda a superfície vestibular dos dentes e o processo alveolar com uma camada de cera de 2-3 mm de espessura. Para dentes proclinados que necessitem de retração, cortar uma janela e remover o alívio de cera para expor o terço incisal dos dentes. Isto permite o contacto direto da tela acrílica com os dentes anteriores mais inclinados.

5. Cura:

Fabricar o aparelho com resina acrílica autopolimerizável ou termopolimerizável.

6. Acabamento e polimento:

Assegurar que as zonas de irritação nas regiões sulcular e frenal são aliviadas para evitar a irritação dos tecidos. Acabar o aparelho com uma lixa e polir antes da entrega.

MODIFICAÇÕES: [7,6]

- Modificação Hotz

- Ecrã oral utilizado em casos de mordida aberta

• Ecrã oral com orifícios de respiração

• Ecrã oral duplo de Krauss

• Alterações do Rehak

• Modificação de Sudipta Kar

MODIFICAÇÃO DE HOTZ:

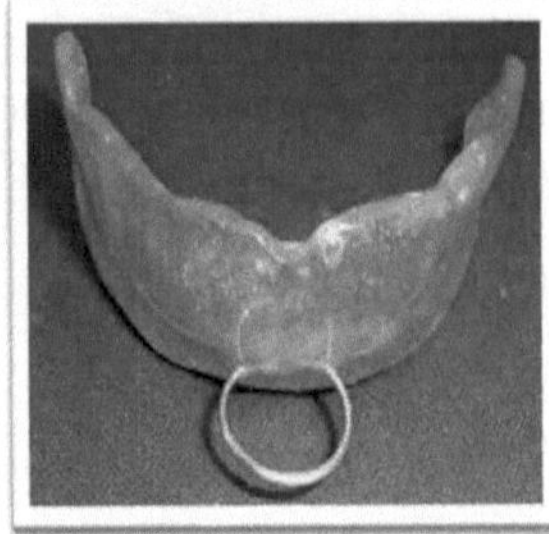

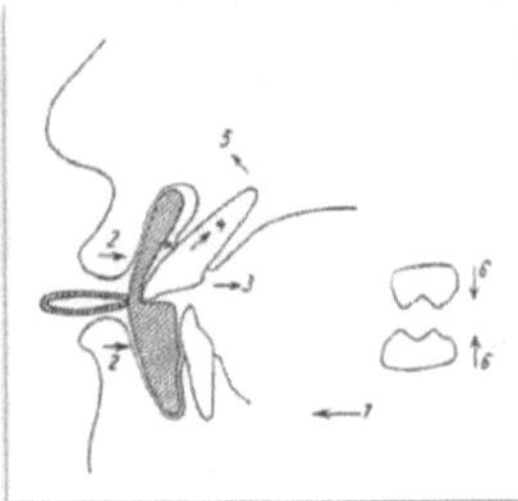

A superfície labial do ecrã está equipada com um anel metálico (argola). Quando o anel é puxado com a força dos dedos, a tendência do ecrã para se deslocar da boca faz com que o lábio se contraia para resistir à força externa. Acredita-se que a aplicação regular de força externa, acompanhada de contração labial, fortalece os lábios. [17,6]

O anel metálico que se projecta entre os lábios superior e inferior no lado labial, ajuda a realizar exercícios musculares.[27]

ECRÃ ORAL UTILIZADO EM CASOS DE MORDIDA ABERTA:

Outra modificação do ecrã oral de Hotz inclui a incorporação de uma projeção acrílica ou de um fio que se estende para a face lingual para manter a língua afastada em casos de mordida aberta. [28, 6]

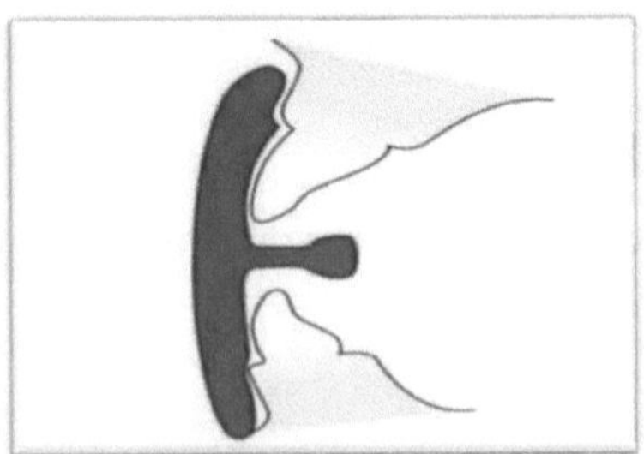

ECRÃ ORAL COM ORIFÍCIOS DE RESPIRAÇÃO:

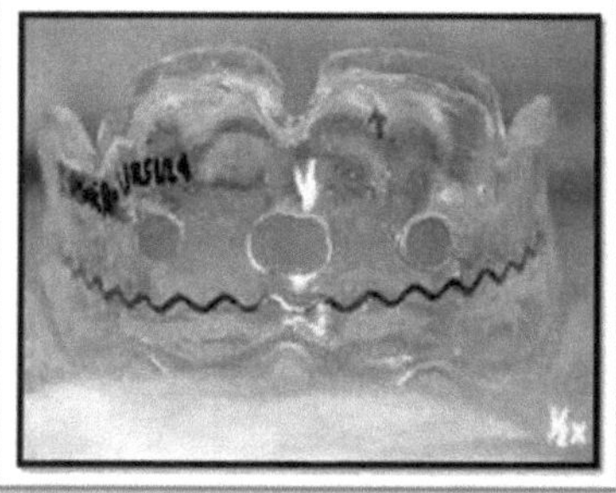

Colocar orifícios de respiração na face labial do painel oral.

O paciente é instruído a efetuar os exercícios puxando o fio através do orifício de respiração.[28]

No caso dos respiradores bucais, o ecrã vestibular deve ser fabricado com vários orifícios que são gradualmente fechados de forma faseada à medida que a respiração nasal se instala.[17]

CRIVO DUPLO ORAL POR KRAUSS:

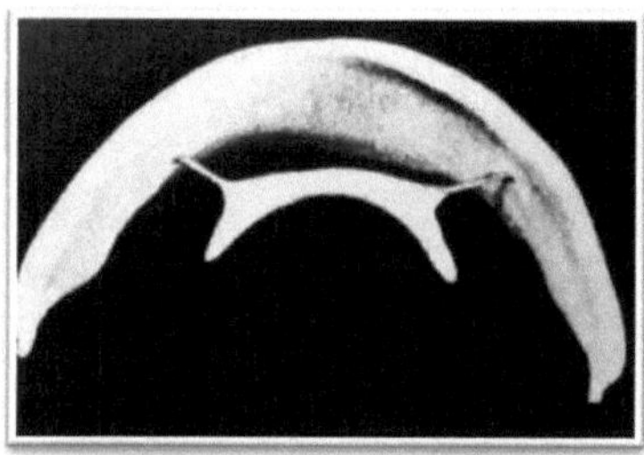

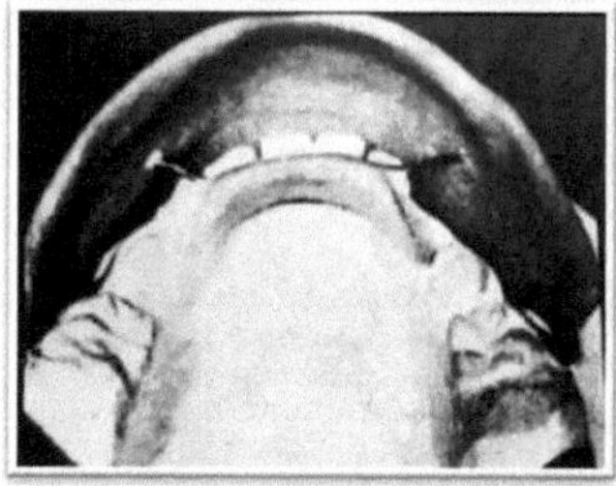

Útil em doentes com postura anormal da língua, impulso da língua. Um filtro lingual é ligado ao filtro vestibular com dois fios de 0,9 mm que atravessam a mordida na área do incisivo lateral.[17]

MODIFICAÇÃO DO REHAK:

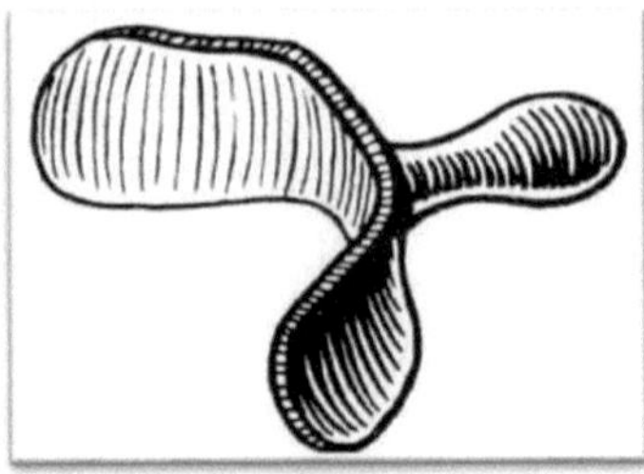

Nesta modificação, é fixada uma chupeta ao ecrã que se projecta para fora da parte exterior do ecrã oral. A chupeta tem de ser retida pelos lábios, melhorando assim os lábios hipotónicos. [6]

MODIFICAÇÃO DE SUDIPTA KAR DO EXAME ORAL:

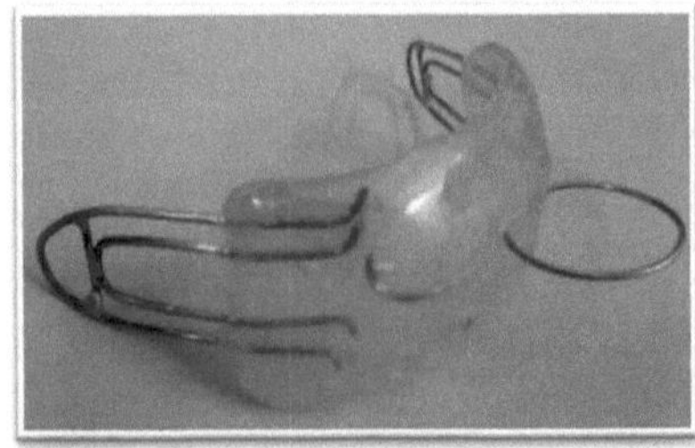

Com um design autóctone que reduz o volume do acrílico com fios ovóides e cruzados. [6]

MOMENTO DO DESGASTE:

O ecrã vestibular ou oral deve ser usado pelo doente todas as noites e 2 a 3 horas durante o dia. Por exemplo, uma boa altura é enquanto faz os trabalhos de casa ou vê televisão. O doente é também instruído para efetuar exercícios labiais várias vezes por dia durante alguns minutos de cada vez, pelo menos 30 a 45 minutos durante um período de 24 horas. Os lábios devem ser mantidos sempre em contacto para aumentar o efeito do aparelho e melhorar a vedação labial. [17]

GESTÃO DO APARELHO:

O manuseamento do aparelho é simples. Durante os primeiros dias, o doente pode sentir alguma irritação no sulco vestibular ou à volta do frénulo labial. O acrílico deve ser cuidadosamente reduzido e polido nestas áreas. À medida que o doente usa o protetor e mostra progressos na fixação do aparelho no vestíbulo, a periferia do acrílico pode ser reduzida. A margem inferior pode ser cortada 2 a 3 mm, permitindo a obtenção de um melhor selamento labial.[17]

BOCAL PARA OS LÁBIOS

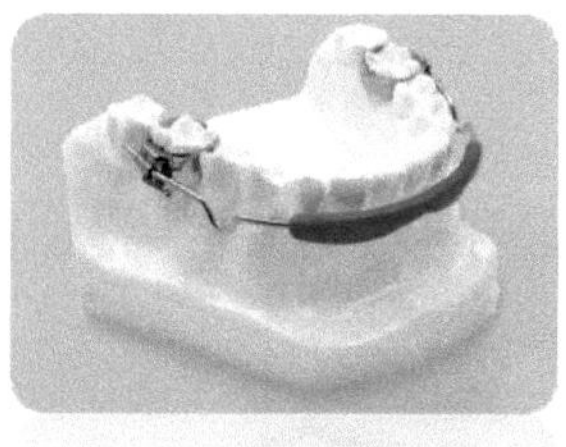

O protetor labial é um protetor vestibular modificado e removível que é utilizado para a aplicação de força muscular, bem como para a eliminação de força. O aparelho pode ser utilizado tanto na maxila como na mandíbula para proteger os lábios dos dentes. [7,27]

INDICAÇÕES:

1. São utilizados em doentes que apresentam hábitos no lábio inferior, como a sucção labial.
2. São também utilizados em doentes que apresentam uma atividade mental hiperactiva que causa achatamento ou apinhamento dos anterios inferiores. Ao remover as forças dos tecidos moles da face vestibular dos anteriores inferiores, pode produzir uma inclinação para a frente destes dentes sob a influência da pressão da língua. Assim, aumentam o apinhamento da arcada e diminuem o overjet excessivo.
3. Os para-choques labiais podem ser utilizados para aumentar a ancoragem. A força muscular transmitida aos molares numa direção distal desencorajaria o movimento para a frente dos molares.
4. A distalização dos molares pode ser conseguida através da utilização de protectores labiais.
5. Podem ser utilizados como recuperadores de espaço se os molares inferiores se tiverem desviado para mesial devido à perda precoce de molares decíduos. [7,27]

TIPOS DE PÁRA-CHOQUES LABIAIS:

1. Para-choques labiais com base na capacidade de serem removidos:

i. Combinado - fixo e amovível

ii. Componente de um aparelho fixo

2. Para-choques labiais em função do arco utilizado:

i. Protetor labial maxilar (aparelho de Danholtz)

ii. Para-choques labial mandibular

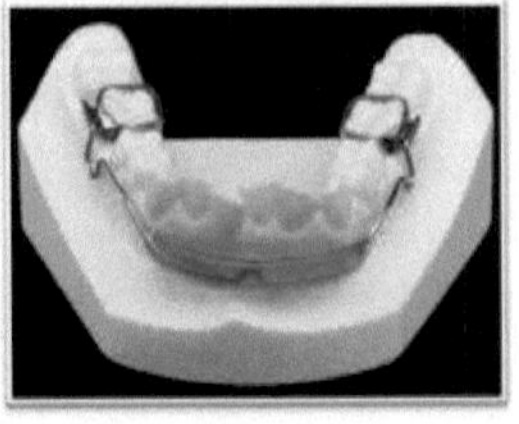

Combined- fixed & removable

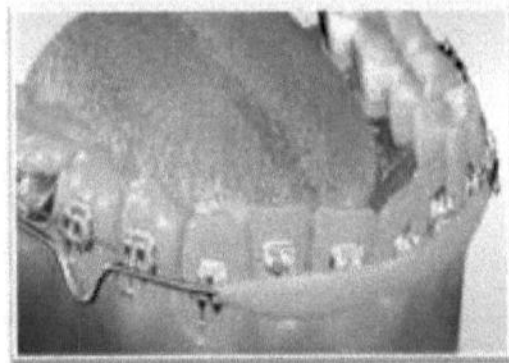

Component of fixed appliance

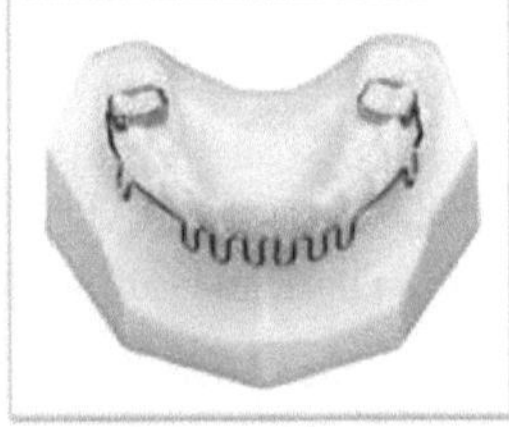

Maxillary lip bumper/ Danholtz appliance

CONCEPÇÃO DO APARELHO:

O aparelho é constituído por um fio grosso de aço inoxidável que se estende de um molar até ao molar oposto. O fio é feito de forma a ficar afastado dos dentes anteriores, para que os lábios fiquem afastados dos dentes. O para-choques labial é inserido em tubos molares redondos de 0,93 mm de diâmetro, soldados a bandas nos primeiros molares. A parte anterior do fio, de canino a canino, pode ser reforçada com o acrílico.[7]

Os protetores labiais são usados principalmente nas arcadas mandibulares, mas também podem ser usados nas arcadas maxilares. Este aparelho tem um desenho semelhante e é designado por aparelho de Denholtz. O protetor labial pode ser feito à medida com fio de aço inoxidável redondo duro de 0,9 a 1,2 mm ou está disponível em vários tamanhos. O protetor labial é particularmente útil em pacientes que têm a musculatura bucal e labial muito apertada ou tensa. O protetor labial fica afastado da dentição e protege a dentição das forças do tecido mole adjacente. O protetor labial não só aumenta o comprimento da arcada através da expansão lateral e anterior passiva, mas também serve para verticalizar os molares inferiores distalmente, aumentando o comprimento disponível da arcada. Os pacientes com terapia de protetor labial devem ser monitorizados de modo a evitar o impacto nos molares em erupção.[7]

ORIENTAÇÕES PARA OBTER UMA ADAPTAÇÃO ÓPTIMA DO APARELHO

1. Posição transversal: O fio deve estar a 2 mm dos caninos inferiores e a 3-4 mm dos pré-molares. A proteção da área dos caninos é crucial, e o para-choques labial com quatro anéis é eficaz.[29]

2. Posição sagital: O para-choques labial não deve estar a mais de 1-2 mm de distância da superfície vestibular dos incisivos.

3. Posição vertical: Nos segmentos laterais, o fio deve ser posicionado geralmente no terço médio das coroas dos pré-molares e caninos. Nos casos mais graves em que é necessário um bom controlo, o para-choques pode ser adaptado para ficar mais fundo no vestíbulo. As bochechas anulam o para-choques durante a função, produzindo uma força intrusiva nos molares inferiores. Na região anterior, dependendo da sobremordida, o para-choques pode ser posicionado em três níveis:

a) Borda incisal: é utilizada normalmente durante a fase inicial do tratamento e ajuda a verticalizar os molares inclinados mesialmente porque o lábio inferior tende a levantar a parte anterior do para-choques, criando um longo efeito de alavanca nos molares.
b) Terço médio: é utilizado quando se pretende um efeito de proteção sobre os incisivos. O lábio inferior é afastado dos dentes, alterando o equilíbrio a favor da língua. Os incisivos transladam lentamente para a vestibular.
c) Nível gengival: é utilizado quando o dentista não quer alterar o equilíbrio entre as forças centrípetas e centrífugas.[29]

ACTIVAR O PÁRA-CHOQUES LABIAL:

Depois de ter sido obtido espaço na arcada inferior e de a colagem da arcada inferior ter sido planeada em algumas consultas, o bumper pode ser ativado para corrigir a rotação dos molares inferiores. Uma ligeira dobra lingual é colocada num terminal, adicionando aproximadamente 1,omm de expansão para contrariar a tendência dos molares inferiores para inclinar para lingual. Para evitar qualquer alteração na ativação, o para-choques é preso com uma corrente elástica. Esta fixação dificulta a remoção do aparelho pelo paciente. A ativação do protetor labial deve ser adiada para perto do final da fase de ganho de espaço, porque nessa fase os molares são mais fáceis de controlar e o paciente tolera melhor o aparelho após alguns meses de uso. Em algumas circunstâncias, o aparelho pode ser expandido se os molares inferiores estiverem inclinados para lingual. A ativação não deve exceder 2,0 a 1,5 mm de cada lado.[29]

GESTÃO CLÍNICA DO PÁRA-CHOQUES LABIAL:

O aparelho Lip bumper deve ser usado 24 horas por dia e deve ser retirado apenas para as refeições e higiene. A adaptação do paciente pode não ser óptima durante o primeiro mês; o aparelho deve ser usado tanto quanto possível durante esse período. Se o aparelho estiver bem ajustado, pode ver-se uma linha vermelha no interior das bochechas e no lábio inferior, onde passa o fio. Se o protetor labial estiver demasiado afastado dos dentes, podem aparecer úlceras. Nestes casos, o aparelho é retirado durante um ou dois dias, as lesões cicatrizam e o tratamento é reiniciado com um aparelho mais próximo dos dentes. Em cada consulta, o aparelho é verificado para garantir que continua a ser passivo sobre os molares e que mantém a distância desejada dos dentes. No final da fase de ganho de espaço, o uso do para-choques é descontinuado.[14]

BLOCO DOIS

Está disponível uma vasta gama de aparelhos funcionais/ortopédicos para a correção de desarmonias esqueléticas e oclusais da Classe II. O Twin Block foi originalmente desenvolvido por William J. Clark de Fife, Escócia - 7th setembro, 1977.[30]

O principal objetivo é induzir um alongamento suplementar da mandíbula, estimulando o aumento do crescimento da cartilagem condilar. São aplicadas forças consideráveis através dos músculos da mastigação aos dentes e às estruturas ósseas subjacentes para influenciar a estrutura interna e externa do osso basal. Isto provoca o mecanismo natural de remodelação óssea por vectores de força oclusal que constitui a base da correção funcional.[17]

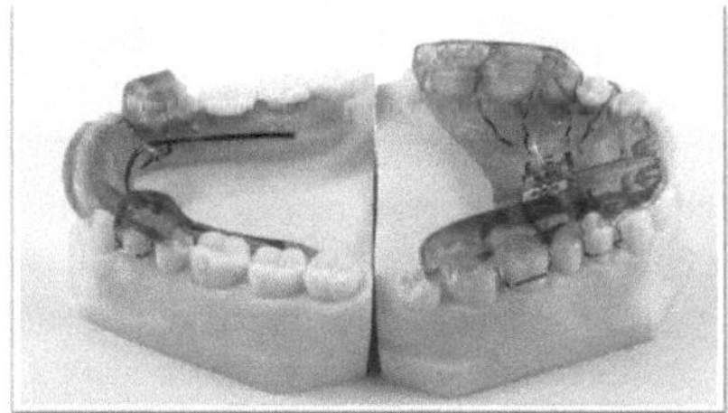

O PLANO INCLINADO OCLUSAL:

O plano inclinado oclusal é o mecanismo funcional fundamental da dentição natural. Os planos inclinados cuspais desempenham um papel importante na determinação da relação dos dentes à medida que estes irrompem em oclusão. Se a mandíbula ocluir numa relação distal com a maxila, as forças oclusais que actuam sobre os dentes mandibulares em função normal têm uma componente distal de força que é desfavorável ao desenvolvimento mandibular normal para a frente. Os planos inclinados formados pelas cúspides dos dentes superiores e inferiores representam um servo mecanismo que bloqueia a mandíbula numa posição funcional de oclusão distal.[31]

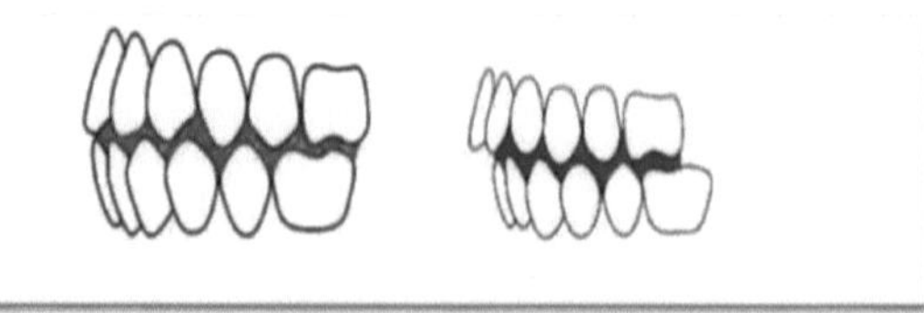

MODO DE ACÇÃO:

Os aparelhos Twin Block são blocos de mordida simples, concebidos para serem usados a tempo inteiro. Conseguem uma rápida correção funcional da má oclusão através da transmissão de forças oclusais favoráveis aos planos inclinados de oclusão que cobrem os dentes posteriores. O processo de oclusão é utilizado como mecanismo funcional para corrigir a má oclusão. O objetivo do desenvolvimento da abordagem Twin Block para o tratamento foi produzir uma técnica que pudesse maximizar a resposta de crescimento à protrusão mandibular funcional, utilizando um sistema de aparelhos que fosse simples, confortável e esteticamente aceitável para o paciente.

Com os aparelhos na boca, o paciente não consegue ocluir confortavelmente na posição distal anterior e a mandíbula é encorajada a adotar uma mordida protrusiva com os planos inclinados envolvidos na oclusão. Os contactos cuspais desfavoráveis de uma oclusão distal são substituídos por contactos proprioceptivos favoráveis nos planos inclinados dos Twin Blocks para corrigir a má oclusão e libertar a mandíbula da sua posição funcional distal bloqueada.

Os Twin Blocks foram concebidos para serem usados 24 horas por dia para tirar o máximo partido de todas as forças funcionais aplicadas à dentição, incluindo as forças de mastigação. Os blocos de mordida superior e inferior encaixam num ângulo de 70° quando estão totalmente fechados. Isto provoca uma postura mandibular para a frente, numa posição de borda a borda com os anterossuperiores, desde que o paciente consiga manter confortavelmente a oclusão total do aparelho nessa posição.[32]

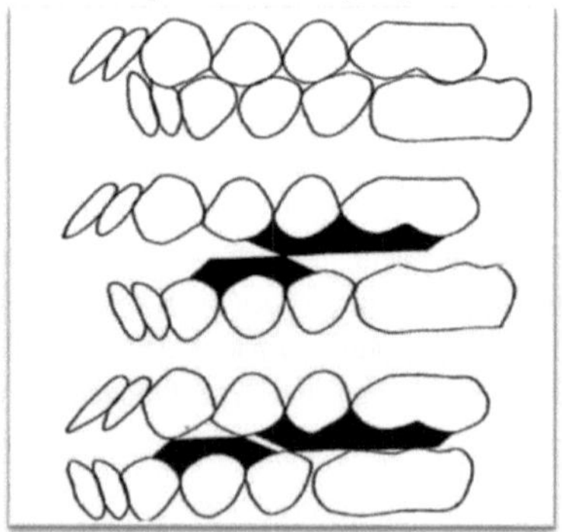

SELECÇÃO DE CASOS: [27]

Os critérios não são muito diferentes de qualquer outro aparelho funcional:

a. Doentes em período de crescimento ativo

b. Má oclusão de Classe II divisão 1 de Angle com boa forma das arcadas superior e inferior.

c. Um overjet de 10-12 mm e uma sobremordida profunda

d. Uma oclusão distal de unidade completa nos segmentos vestibulares

e. VTO positivo.

CONTRA-INDICAÇÃO:

1. Casos com crescimento vertical e arcada apinhada que requerem extração.

VANTAGENS DOS BLOCOS DUPLOS: [17]

Conforto: Os pacientes podem usar os blocos Twin 24 horas por dia e comer confortavelmente com o aparelho colocado.
Estética: Os blocos duplos podem ser concebidos sem fios anteriores visíveis, mantendo a eficiência na correção das relações das arcadas.
Funcionalidade: O plano oclusal inclinado proporciona um mecanismo funcional natural, permitindo o movimento livre da mandíbula em excursões anteriores e laterais.
Conformidade do paciente: Os Twin Blocks podem ser fixados de forma temporária ou permanente, garantindo a adesão do paciente. Os Twin blocks amovíveis podem ser inicialmente fixados para garantir a adaptação ao uso 24 horas por dia.
Aspeto facial: A melhoria do equilíbrio facial é percetível a partir do momento em que os blocos Twin são colocados. A ausência de almofadas evita restrições à função normal e não distorce a aparência facial durante o tratamento.
Fala: Os pacientes podem aprender a falar normalmente com os blocos Twin sem distorção, ao contrário de alguns outros aparelhos funcionais.
Gestão clínica: O ajuste e a ativação são simples. Os aparelhos são robustos,

reduzir o tempo de espera na cadeira para uma correção ortopédica importante.

Desenvolvimento do arco: Os blocos duplos permitem o controlo independente da largura do arco superior e inferior e são facilmente modificados para o desenvolvimento do arco transversal e sagital.
Reposicionamento mandibular: O uso a tempo inteiro permite um reposicionamento mandibular rápido e estável.

Controlo vertical: Os blocos duplos proporcionam um excelente controlo da dimensão vertical, particularmente no tratamento da sobremordida profunda e da mordida aberta anterior.
Assimetria facial: A ativação assimétrica corrige a assimetria facial e dentária em crianças

em crescimento.
Segurança: Os blocos duplos podem ser usados durante a maioria das actividades desportivas, exceto na natação e nos desportos de contacto violentos, garantindo a segurança.
Eficiência: Os blocos duplos permitem uma correção mais rápida da má oclusão devido ao desgaste a tempo inteiro, beneficiando pacientes de todas as faixas etárias.
Idade do tratamento: As relações de arco podem ser corrigidas desde a primeira infância até à idade adulta, embora o tratamento seja mais lento e menos previsível nos adultos.
Integração com aparelhos fixos: A integração com aparelhos fixos é mais simples do que com qualquer outro aparelho funcional. Os blocos duplos podem ser utilizados para maximizar a correção esquelética, enquanto os aparelhos fixos detalham a oclusão.
Tratamento da Disfunção da Articulação Temporomandibular: Os blocos duplos podem ser utilizados como uma tala eficaz no tratamento da disfunção da articulação temporomandibular, permitindo a substituição do disco durante o uso a tempo inteiro.

CONCEPÇÃO DO APARELHO: [17,31]

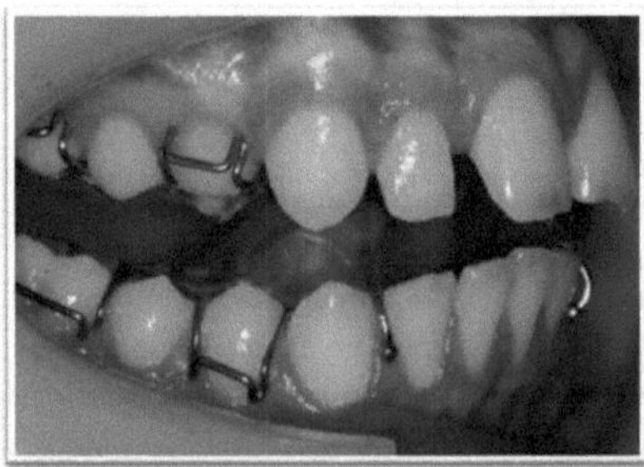

O aparelho superior é fixado por grampos em forma de ponta de seta modificados. Os grampos incorporam um tubo enrolado para fixação de um arco facial, se for necessário aplicar tração. A retenção pode ser aumentada com a adição de grampos esféricos nos segmentos vestibular ou labial. Um parafuso de expansão da linha média proporciona uma expansão lateral compensatória da arcada superior para acomodar uma protrusão funcional da arcada inferior a partir da sua posição retruída. São incluídos arcos labiais e linguais (conforme necessário) para controlar a angulação dos incisivos superiores.

Na arcada inferior, a retenção é frequentemente obtida por grampos de bola interdentais de 1 mm na região dos incisivos inferiores combinados com grampos nos segmentos vestibulares. O fecho delta foi especificamente concebido pelo autor para aumentar a área de contacto do fecho no rebaixo e para melhorar a retenção com um triângulo fechado para aumentar a resistência à fadiga. Esta combinação de grampos proporciona uma excelente retenção e é muito eficaz para limitar a proclinação dos incisivos inferiores durante a fase de bloco duplo.
No tratamento da dentição mista, os grampos são colocados nos incisivos inferiores e nos molares decíduos ou primeiros molares permanentes. O aparelho inferior pode ser dividido anteriormente com a adição de um parafuso ou mola helicoidal para expandir e desenvolver a arcada inferior, se desejado. Os bite-blocks superiores cobrem as cúspides linguais dos dentes

posteriores superiores, estendendo-se até à crista mesial do segundo pré-molar superior. Isto permite que o fecho seja mais flexível e melhora a retenção do aparelho. É necessária uma cobertura oclusal completa na região dos pré-molares inferiores para compensar a largura e permitir que os planos inclinados se encaixem em oclusão. O bite-block inferior estende-se até à crista marginal distal do segundo pré-molar inferior.
Para a correção da sobremordida profunda, é vantajoso deixar os molares inferiores livres do aparelho, permitindo que a sua erupção seja controlada em relação à sobremordida. É muito importante evitar a erupção dos molares nos casos em que há sobremordida reduzida ou mordida aberta anterior. Todos os dentes posteriores erupcionados devem ocluir sobre o bite-block para evitar a sobremordida.

REGISTO DE MORDIDAS: [32]

- O Projet Bite Gauge TM (Orthocare, Sheffield, Reino Unido) foi concebido para registar uma mordida protrusiva para construção.
- O calibrador de mordida azul regista uma distância vertical de 2 mm entre os bordos incisais dos incisivos superiores e inferiores, o que é adequado para o registo da mordida na maioria das más oclusões de classe II divisão 1 com sobremordida aumentada.
- O calibre de mordida tem três ranhuras num lado e uma única ranhura no lado oposto.

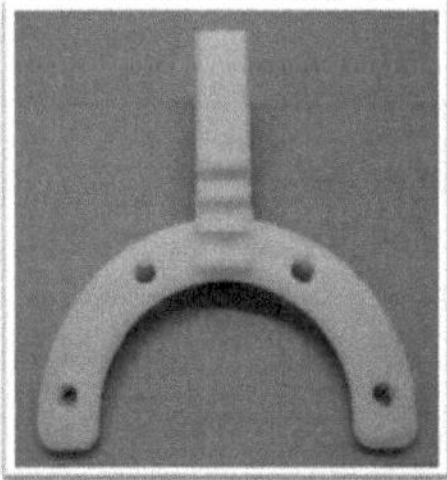
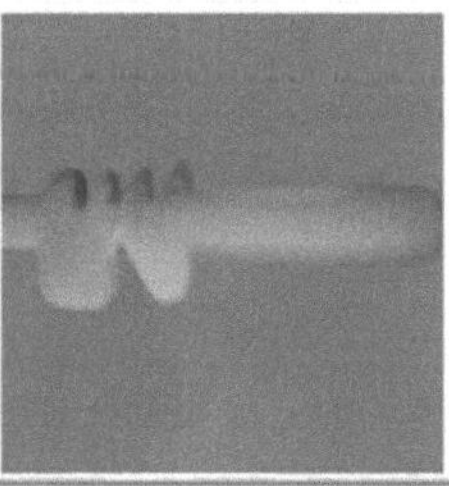

- Registar uma mordida protrusiva é selecionar a ranhura adequada para os incisivos superiores, dependendo da facilidade com que o doente consegue posicionar a mandíbula para a frente.
- Os incisivos inferiores mordem então para baixo no sulco único para registar a mordida com 2 mm de espaço interincisal e 5 mm de espaço entre as cúspides dos primeiros pré-molares ou molares decíduos.
- O objetivo é abrir a mordida para além do espaço da via rápida para intruir os dentes posteriores sem tornar os blocos demasiado espessos.

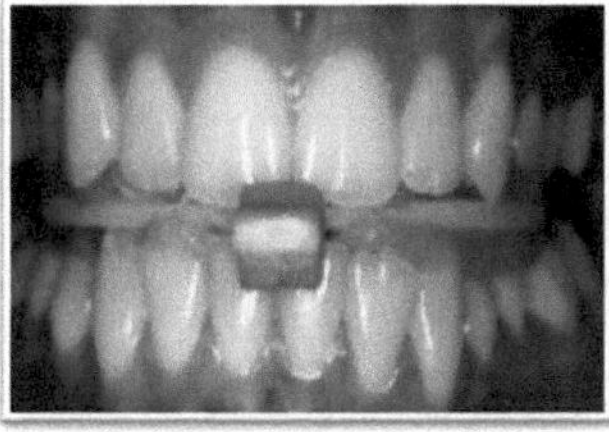

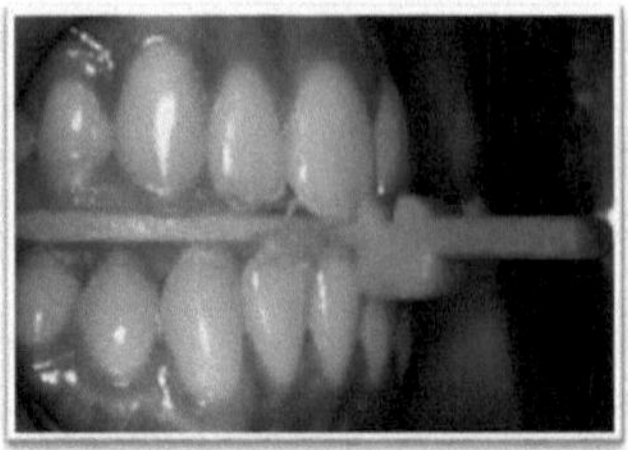

CORTE DE BLOCOS:

• No tratamento da mordida aberta anterior, é necessário aparar o bloco oclusal superior, uma vez que é desejável aplicar uma força intrusiva nos dentes posteriores.
• Tratamento de pacientes com sobremordida profunda, que requerem o corte do bloco superior para permitir a erupção dos molares inferiores. Aparar 1-2 mm/visita.

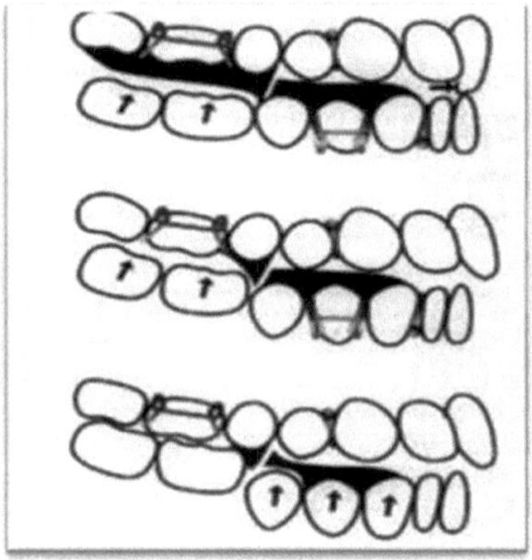

• Após 6-9 meses, a mordida aberta ainda está presente na região dos pré-molares devido à presença dos blocos de mordida. O bloco inferior é aparado durante um período de 2 ou 3 meses para reduzir a mordida aberta na região dos pré-molares.

GESTÃO CLÍNICA: [31,32]

O tratamento Twin Block é descrito em duas fases. Os Twin Blocks são utilizados na fase ativa para corrigir a relação antero-posterior e estabelecer a dimensão vertical correta. Uma vez concluída esta fase, os Twin Blocks são substituídos por um aparelho superior do tipo Hawley com um plano inclinado anterior, que é depois utilizado para suportar a posição corrigida à medida que os dentes posteriores assentam totalmente em oclusão.

Etapa 1: Fase ativa

Os Twin Blocks conseguem uma rápida correção funcional da posição mandibular de uma oclusão de Classe II retruída do esqueleto para uma oclusão de Classe I, utilizando planos oclusais inclinados sobre os dentes posteriores para guiar a mandíbula para uma relação correta com a maxila. Em todas as terapias funcionais, a correção sagital é alcançada antes do desenvolvimento vertical dos dentes posteriores estar completo. A dimensão vertical é controlada primeiramente pelo ajuste dos blocos de mordida oclusal, seguido pelo uso do aparelho de plano inclinado superior mencionado anteriormente.

No tratamento da sobremordida profunda, os blocos de mordida são aparados seletivamente para encorajar a erupção dos dentes posteriores inferiores para aumentar a dimensão vertical e nivelar o plano oclusal. Ao longo da sequência de aparagem é importante não reduzir o bordo de ataque do plano inclinado, para que seja dado um apoio oclusal funcional adequado até se conseguir um contacto oclusal de três pontos com os molares em oclusão. O bloco superior é aparado oclusodistalmente para deixar os molares inferiores 1-2 mm afastados da oclusão para encorajar a erupção dos molares inferiores e reduzir a sobremordida. Ao manter uma folga mínima entre o bloco de mordida superior e os molares inferiores, evita-se que a língua se espalhe lateralmente entre os dentes. Isto permite que os molares erupcionem mais rapidamente. Em cada visita subsequente, o bloco de mordida superior é reduzido progressivamente para desobstruir a oclusão com os molares inferiores e permitir a erupção destes dentes, até que finalmente todo o acrílico tenha sido removido sobre a superfície oclusal dos molares superiores, permitindo que os molares inferiores erupcionem completamente em oclusão. Por outro lado, no tratamento da mordida aberta anterior e dos padrões de crescimento vertical, os blocos de mordida posterior permanecem intactos e não reduzidos durante todo o tratamento. Isto resulta num efeito intrusivo nos dentes posteriores, enquanto os dentes anteriores permanecem livres para erupcionar, o que ajuda a aumentar a sobremordida e a trazer os dentes anteriores para a oclusão. No final da fase ativa do tratamento Twin Block, o objetivo é conseguir a correção da oclusão de Classe 1 e o controlo da dimensão vertical através de um contacto oclusal de três pontos com os incisivos e molares em oclusão. Nesta fase, o overjet, a sobremordida e a oclusão distal devem estar totalmente corrigidos.

Etapa 2 - Fase de apoio

O objetivo da fase de apoio é manter a relação corrigida dos incisivos até que a oclusão do segmento vestibular esteja completamente interdigitada. Para atingir este objetivo é colocado um aparelho removível superior com um plano inclinado anterior com um arco labial para encaixar os incisivos e caninos inferiores.

O aparelho Twin Block inferior é deixado de lado nesta fase e a remoção dos blocos de mordida posteriores permite a erupção dos dentes posteriores. O uso do aparelho a tempo inteiro é necessário para dar tempo para a remodelação óssea interna suportar a oclusão corrigida, à medida que os segmentos vestibulares se acomodam completamente na oclusão.

Fase 3 - Retenção.
O tratamento é seguido de contenção com o aparelho de plano inclinado anterior superior. O uso do aparelho é reduzido para o período noturno apenas quando a oclusão estiver completamente estabelecida. Uma boa oclusão do segmento vestibular é a pedra angular da estabilidade após a correção das relações arco-arco. A posição mandibular avançada afetada pelo aparelho não será estável até que o suporte funcional de uma oclusão completa do segmento vestibular esteja bem estabelecido.

Horário do tratamento: Tempo médio de tratamento

Fase ativa: Tempo médio de 6 a 9 meses para conseguir uma redução total do overjet para uma relação normal dos incisivos e para corrigir a oclusão distal.

Fase de suporte: 3-6 meses para os molares erupcionarem em oclusão e para os pré-molares erupcionarem após o corte dos blocos. O objetivo é apoiar a posição mandibular corrigida após a translação mandibular ativa enquanto os dentes vestibulares assentam completamente em oclusão

Retenção: 9 meses, reduzindo o desgaste do aparelho quando a posição está estabilizada. A duração média estimada do tratamento é de 18 meses, incluindo a contenção.

VÁRIAS MODIFICAÇÕES DO APARELHO DE BLOCO DUPLO:

❖ BLOCO DUPLO PARA O DESENVOLVIMENTO TRANSVERSAL:[30]

Uma combinação de aparelho Schwarz e bloco duplo.

Os parafusos são incorporados nos blocos duplos superiores e inferiores para desenvolver a forma da arcada durante a dentição mista. Quando o parafuso é adicionado à placa inferior, o aparelho também é chamado de BOWBEER APPLIANCE.

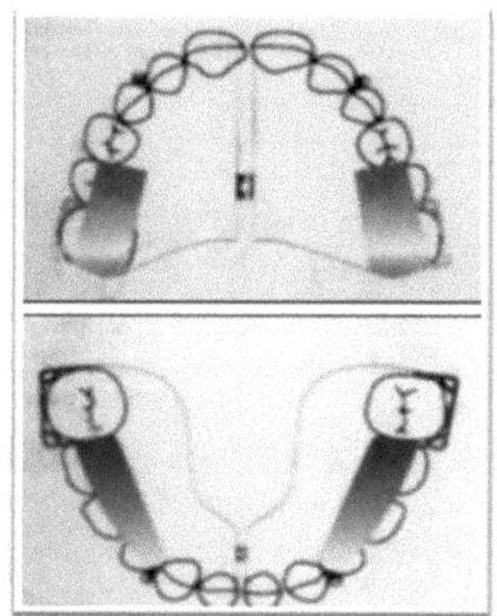

❖ BLOCO DUPLO PARA O DESENVOLVIMENTO SAGITAL:[30]

O desenvolvimento ântero-posterior da arcada é conseguido através de dois parafusos que são alinhados ântero-posteriormente no palato, necessários quando os incisivos superiores e inferiores estão retroinclinados com uma sobremordida profunda.

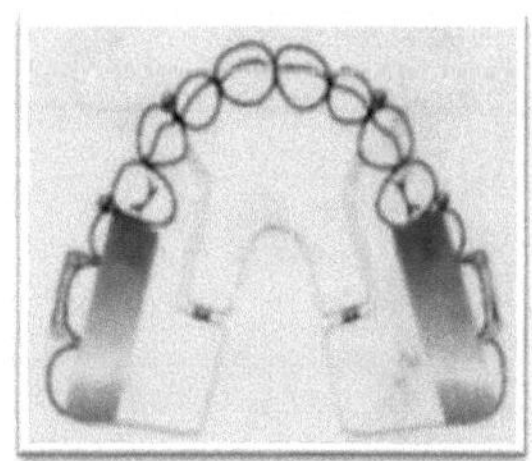

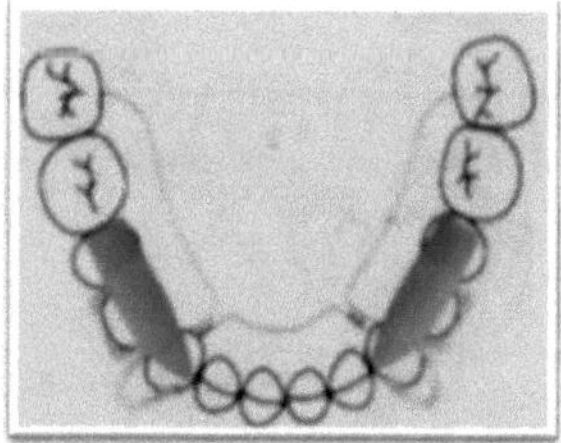

❖ BLOCO DUPLO PARA APARELHOS TRANSVERSAIS E SAGITAIS:[30]

Nos doentes que necessitam de um desenvolvimento sagital e transversal das arcadas, pode ser utilizado um parafuso de três vias na parte anterior do palato.

A desvantagem de um parafuso deste tipo é o facto de poder impedir a fala devido ao seu volume.

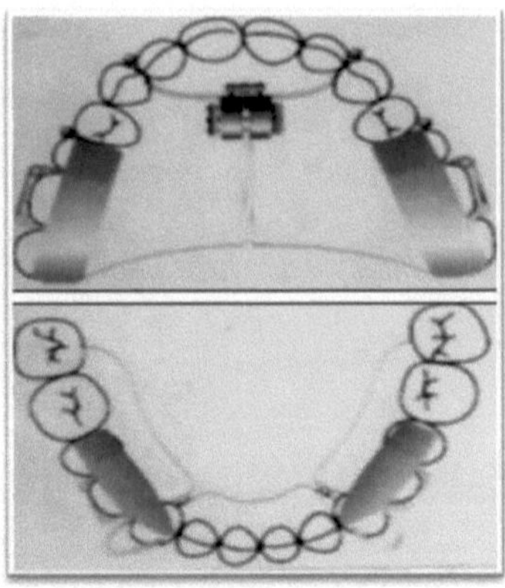

❖ APARELHO CROZAT DE BLOCO DUPLO:[30]

Adequado no tratamento de adultos com cobertura palatina e lingual mínima. A desvantagem deste tipo de aparelho é o facto de necessitar de um ajuste cuidadoso para manter a simetria.

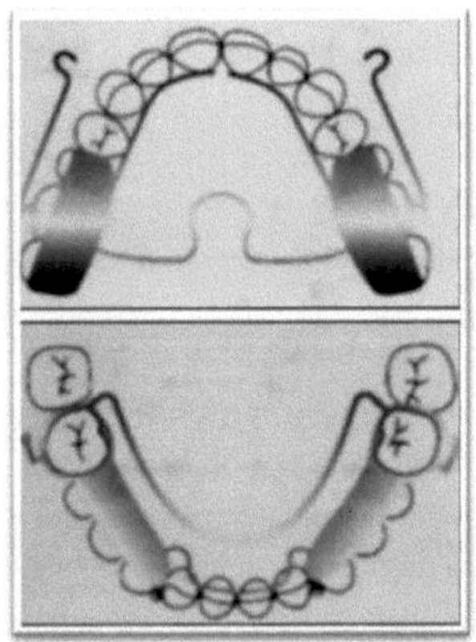

❖ APARELHO MAGNÉTICO DE BLOCO DUPLO: [30,17]

Podem ser adicionados ímanes para aumentar os contactos oclusais nos blocos de mordida para maximizar as forças funcionais para corrigir a má oclusão.
São utilizados dois tipos de ímanes de terras raras

a. Samário-cobalto
b. Neodímio-boro

Ambos são eficazes, mas o último proporciona uma força maior a partir de um íman mais pequeno. Tanto os ímanes de repulsão como os de atração têm sido utilizados em blocos gémeos. Os ímanes são também utilizados em casos de assimetrias faciais.

Ímanes de atração: Com estes, é possível aumentar a ativação na mordida inicial de construção do aparelho. A força magnética de atração une o aparelho e encoraja o paciente a ocluir ativa e consistentemente numa posição avançada. O mecanismo funcional dos blocos gémeos estimula uma resposta proprioceptiva através do contacto repetido em planos oclusais inclinados.

Ímanes repelentes: Podem ser utilizados em blocos gémeos com menor ativação mecânica incorporados em planos inclinados oclusais. A força magnética de repulsão destina-se a aplicar um estímulo adicional à postura para a frente à medida que o paciente se fecha em oclusão. Ao longo de um período de investigação, verificou-se que os blocos gémeos magnéticos ajudam a resolver alguns dos problemas encontrados na gestão de casos difíceis. Até à data, não foi estabelecida a superioridade de qualquer um dos tipos. A força magnética só deve ser considerada quando a rapidez do tratamento é um fator importante ou quando a resposta ao aparelho não magnético é limitada.

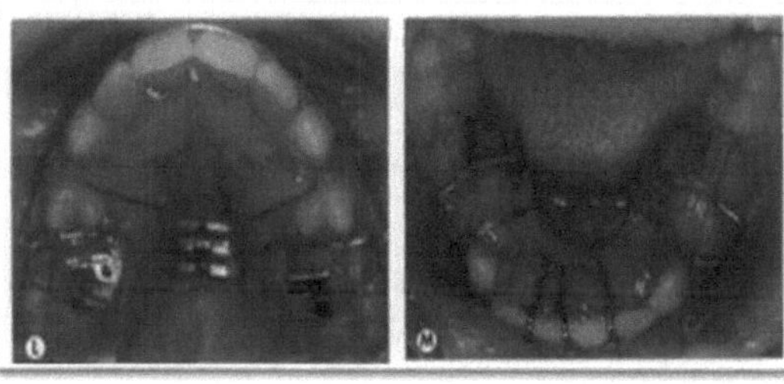

❖ **BLOCO DUPLO COM UM SPINNER:**[30]

Nos doentes que têm o hábito de empurrar a língua, pode ser adicionado um spinner para controlar o impulso da língua.

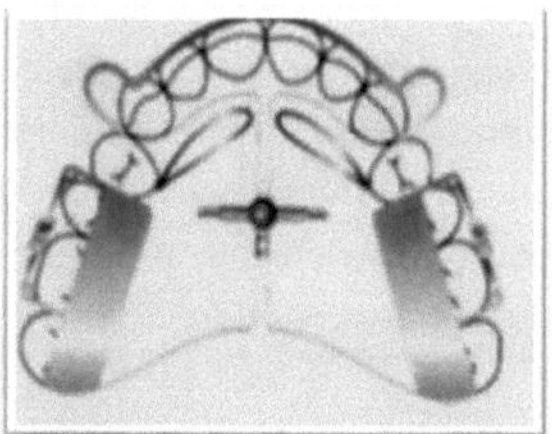

❖ BLOCO DUPLO FIXO:-[30,17]

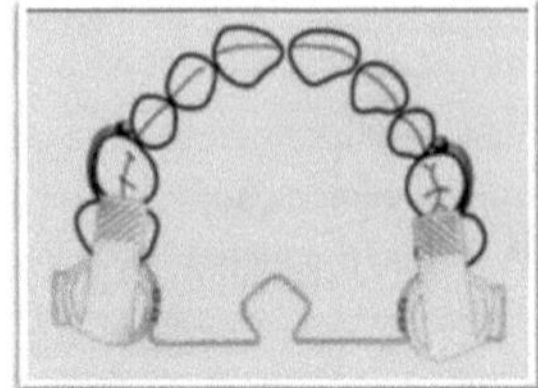
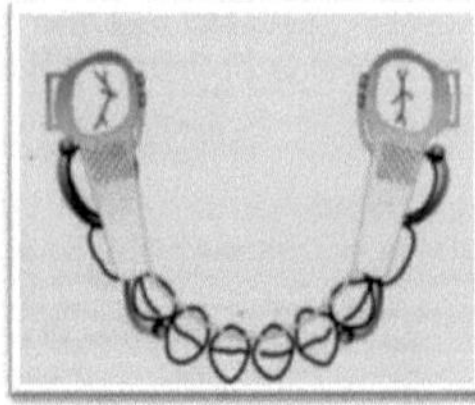

• O doente não está suficientemente motivado para usar o bloco duplo durante 24 horas, ou seja, um doente não cooperante.

• Componentes: Arco transpalatino com planos inclinados oclusais cimentados em ambos os lados.

• Os planos oclusais inclinados são mantidos no lugar pelas placas de arame que não são mais do que uma extensão do arco transpalatino.

• A arcada lingual estende-se sobre a superfície oclusal dos molares e pré-molares, consoante o estádio de desenvolvimento.

MONTAGEM DE BLOCO DUPLO FIXO

Os componentes oclusais do Twin Block foram concebidos para serem removíveis dos tubos das bandas molares. Isto permite que as bandas molares sejam experimentadas na boca independentemente dos Twin Blocks, para verificar o ajuste das bandas. O passo seguinte consiste em montar os aparelhos Twin Block e as bandas molares numa só peça e experimentá-los na boca como uma unidade. Se o aparelho for facilmente inserido desta forma, pode ser cimentado como uma unidade. Em alternativa, as bandas podem ser cimentadas primeiro, antes de colocar os componentes oclusais e linguais. Os acessórios do plano inclinado podem ser colocados diretamente na boca e são colados diretamente ao compósito dos dentes.

MANUTENÇÃO DE APARELHOS

Nas fases iniciais do tratamento, é necessário verificar se os aparelhos se acomodam confortavelmente e se o paciente está a ocluir consistentemente a mandíbula para a frente na posição desejada. Quando o paciente se tiver acomodado com o Twinblock fixo e estiver a posicionar-se corretamente para a frente, a manutenção de rotina deve ser feita com um intervalo de 3 a 4 semanas. É aconselhável efetuar verificações mais frequentes do que com os aparelhos removíveis.

❖ BLOCO DUPLO INVERTIDO: [30]

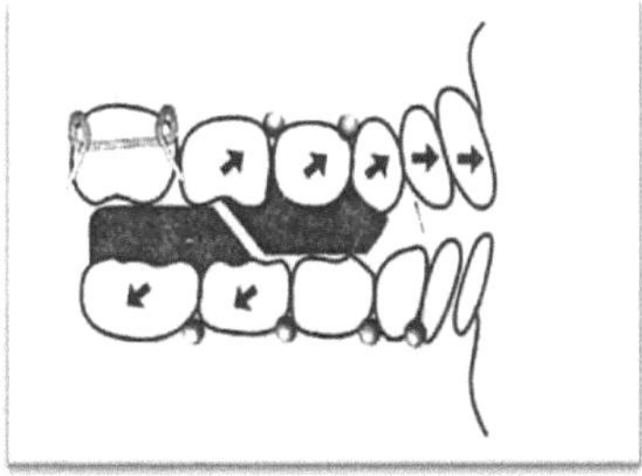

Caso de má oclusão de classe III, para correção da retrusão maxilar.

Consiste numa placa superior com planos inclinados na parte anterior e uma placa inferior com os planos inclinados posteriormente. A angulação dos planos inclinados também é invertida para empurrar o maxilar para a frente, sendo por isso designado por bloco duplo invertido.

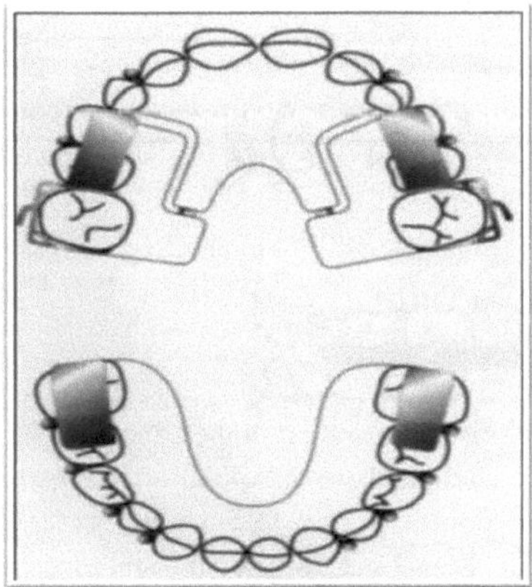

❖ APARELHO HÍBRIDO DE BLOCO DUPLO: [30]

Aumentar o movimento para a frente dos incisivos através da adição de almofadas para o lábio superior (que são originalmente utilizadas no aparelho de Frankel) ligadas ao segmento anterior superior do bloco duplo.

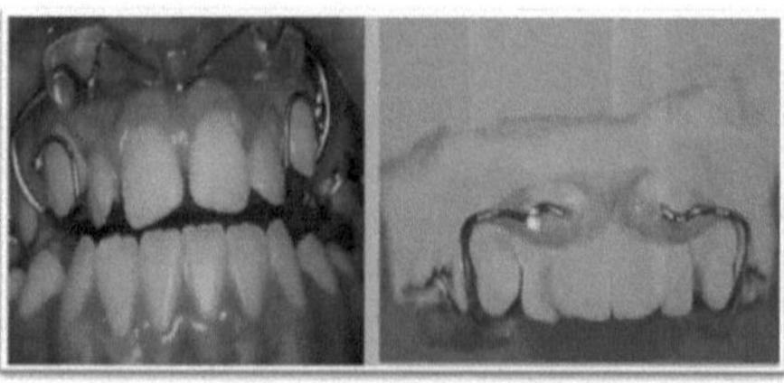

Com os blocos duplos, é possível obter, em muitos casos, uma correção funcional completa das relações oclusais sem a adição de quaisquer forças ortopédicas ou de tração.

❖ TRACÇÃO ORTOPÉDICA:[31]

Nos casos em que a discrepância esquelética é grave, a adição de um sistema de tração ortopédico para apoiar a ação dos planos inclinados oclusais proporciona uma técnica de aparelhos versátil que é eficaz no tratamento de uma vasta gama de más oclusões. As indicações para o tratamento incluem a protrusão maxilar, a retrusão mandibular e as discrepâncias de crescimento vertical. Uma abordagem ortopédica funcional elimina a incerteza da resposta ao tratamento que, por vezes, está associada a técnicas puramente funcionais. A técnica permite uma correção rápida da má oclusão, mesmo em casos com más oclusões graves que não são favoráveis à terapia convencional com aparelhos fixos ou funcionais.

O ARCO FACIAL DO CONCORDE:

A técnica do bloco duplo utiliza um método de aplicação de tração intermaxilar. O arco facial Concorde combina a tração intermaxilar e extra-oral através da adição de um gancho labial recurvado a um arco facial convencional. A tração intermaxilar é aplicada como uma força horizontal desde o gancho labial até ao aparelho inferior, eliminando o componente ascendente desfavorável da força associada à tração intermaxilar convencional.
Os componentes de tração são usados apenas durante a noite para reforçar a ação do plano oclusal inclinado. Se o paciente não conseguir colocar a mandíbula na posição oclusal corrigida durante a noite, a força de tração intermaxilar é automaticamente aumentada para compensar, de modo a que sejam aplicadas continuamente forças intermaxilares favoráveis.

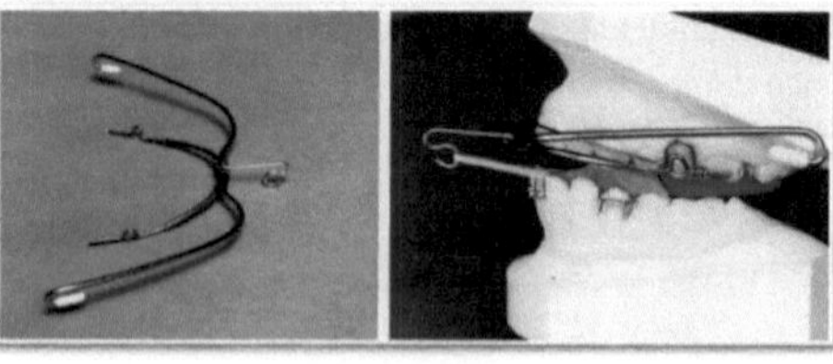

A tração extra-oral é adicionada quando a força ortopédica para a maxila é indicada - por exemplo, na correção da protrusão maxilar. Padrões de crescimento vertical desfavoráveis requerem um controlo direcional da força ortopédica. Um componente vertical da tração extrabucal aplica uma força intrusiva nos dentes posteriores superiores e no palato, através do aparelho superior, para limitar o crescimento descendente da maxila. Isto facilita a correção das relações da arcada de Classe II em discrepâncias de crescimento vertical. Para a correção da retrusão mandibular, os blocos duplos podem ser utilizados sem tração ou alternativamente com tração intermaxilar convencional, estendendo-se desde os ganchos labiais do aparelho superior até aos ganchos distais do aparelho inferior.[31]

BLOCOS GÉMEOS NO TRATAMENTO DA APNEIA DO SONO: [33]

O plano oclusal inclinado é um mecanismo ideal para abrir a mordida e guiar a mandíbula e a língua para a frente para melhorar as vias respiratórias. Investigações recentes confirmam que os Twin Blocks aumentam comprovadamente a via aérea faríngea em pacientes hipodivergentes, normodivergentes e hiperdivergentes. Os Twin Blocks Breathe Easy são aparelhos superiores e inferiores separados que permitem a liberdade de movimento da mandíbula, como alternativa à gama de aparelhos de uma só peça que restringem a função normal. Quando utilizados para corrigir uma má oclusão de Classe II, os Twin Blocks podem ser usados a tempo inteiro, incluindo para comer, sem interromper a função normal ou afetar a fala. Trata-se de uma "abordagem amigável para o paciente" que utiliza aparelhos estéticos e confortáveis, ideais para o tratamento da apneia do sono e de outros distúrbios respiratórios diurnos devidos a uma via aérea restrita.

Os Breathe Easy Twin Blocks podem ser usados de dia ou de noite para o tratamento da apneia do sono. O uso noturno é eficaz no controlo do ressonar e o uso diurno pode ajudar os doentes com perturbações do sono mais graves associadas a uma via aérea restrita. Podem ser adicionados botões para que os elásticos sejam usados durante a noite, se necessário. Os condutores de veículos motorizados que sofrem de apneia do sono podem usar estes aparelhos confortavelmente de dia ou de noite para evitar acidentes durante a condução.

ACTIVADOR

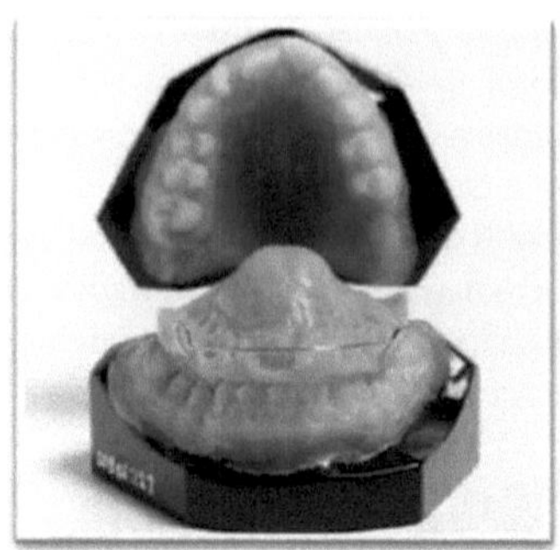

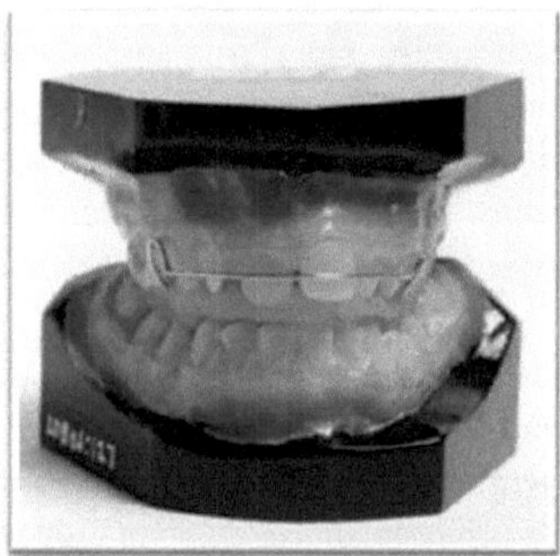

O Activator Andresen afirmou que a musculatura orofacial tem um papel importante no posicionamento dos dentes, utilizando estas forças, é possível mover os dentes criando um novo reflexo na musculatura orofacial. O ativador, concebido por Andresen e Haupl, foi fabricado para avançar a mandíbula em vários milímetros para a correção da má oclusão de classe II. O aparelho era solto para que o paciente pudesse manter o aparelho em posição de forma ativa (por atividade muscular ou por funcionamento). O seu aspeto era semelhante ao do monobloco construído por Pierre Robin. O ativador original de Andresen era um aparelho passivo suportado pelos dentes, consistindo numa grande tala de acrílico que cobria o palato e os dentes em ambas as arcadas. O acrílico guia a erupção dos dentes mandibulares mesialmente, enquanto os dentes maxilares são direcionados distalmente.[5]

Frankel e muitos outros autores modificaram os sistemas de aparelhos funcionais depois que Andresen descreveu seu sistema. Mas pode dizer-se que o aparelho de Andresen, ou seja, o ativador, continua a ser um dos aparelhos funcionais mais utilizados em vários países. O ativador foi modificado por muitos profissionais para ser utilizado em diferentes situações, dependendo dos casos.

Em 1880, Kingsley introduziu o termo e o conceito de "saltar a mordida" para pacientes com retrusão mandibular. Inseriu uma placa palatina de vulcanite que consistia numa inclinação anterior que guiava a mandíbula para uma posição anterior quando o paciente a fechava. Esta manobra corrigiu a relação sagital sem inclinar os incisivos inferiores para a frente. Os ensaios clínicos realizados por Kingsley e outros demonstraram a dificuldade de manter a posição anterior da mandíbula inferior, e a técnica já não é muito utilizada - exceto como indicado por Hotz, cuja Vorbissplatte era uma placa de Kingsley modificada.

Hotz utilizou o aparelho em casos de retrognatismo de mordida profunda, quando a sobremordida era suscetível de causar retrusão funcional e os incisivos inferiores estavam inclinados para a língua devido à hiperatividade do músculo mentalis e do lábio inferior.
No entanto, as ideias de Kingsley influenciaram o desenvolvimento da ortopedia funcional dos maxilares. O ativador foi originalmente utilizado por Andresen (1908) com extensões verticais para contactar as superfícies linguais contíguas dos dentes mandibulares. No entanto, 85 anos depois, a possibilidade de conseguir um posicionamento permanente da mandíbula para a frente ainda é controversa em alguns círculos, apesar do tratamento de muitos milhares de pacientes com este método. Em muitos casos, o salto para frente da mordida resultou em uma mordida dupla após a remoção do aparelho. Nesses casos, o paciente posiciona habitualmente a mandíbula para frente, a partir de uma relação concêntrica mais retruída, em uma oclusão habitual que parece correta na oclusão vestibular, mas que na verdade é uma manobra postural iniciada pela musculatura protraída para alcançar a oclusão total. Este tipo de relação pode danificar a ATM. Provoca o abanar dos dentes quando a mandíbula desce para trás durante a função excursiva associada à mastigação. Noutros casos, pode conseguir-se um salto da mordida.
Impressionado com os conceitos e aparelhos de Kingsley, Andresen desenvolveu uma modificação de aparelho móvel e solto que transferia estímulos musculares funcionais para os maxilares, dentes e tecidos de suporte. O progenitor do aparelho foi uma placa de Kingsley modificada que Andresen usou como contenção durante as férias de verão para a sua filha, depois de ter removido os aparelhos fixos usados para corrigir uma distoclusão. Vendo a melhora contínua com essa contenção, ele a chamou de contenção biomecânica de trabalho. Ele a utilizava após a remoção dos aparelhos fixos, não só como uma forma de estabilizar o resultado obtido, mas também como um aparelho que funcionava biomecanicamente, especialmente durante as férias de verão, quando os pacientes se ausentavam por longos períodos. Alguns anos antes de Andresen começar a experimentar o seu aparelho de trabalho, Robin tinha criado um aparelho muito semelhante nos seus objectivos. O monobloco, como ele lhe chamava (porque era um bloco único de vulcanite), posicionava a mandíbula para a frente em doentes com glossoptose e retrognatismo mandibular grave que corriam o risco de obstruir as vias respiratórias com a língua. Robin observou que a postura mandibular para a frente reduzia este risco e conduzia também a uma melhoria significativa da relação entre os maxilares. O problema, geralmente associado à fenda palatina, ficou conhecido como síndrome de Pierre Robin. Apesar da semelhança entre os dois aparelhos, a inspiração de Andresen veio de Kingsley; ele não conhecia o aparelho de Robin. Quando Andresen se mudou da Dinamarca para a Noruega, associou-se a Hauple na Universidade de Oslo. Hauple, um periodontista e histologista, ficou impressionado com os resultados obtidos com o aparelho funcional de Andresen. Estava particularmente interessado no seu efeito sobre os tecidos subjacentes. Ficou convencido de que os aparelhos induziam alterações de crescimento de uma forma fisiológica e estimulavam ou transformavam as forças naturais

com uma ação funcional intermitente transmitida à mandíbula, aos dentes e aos tecidos de revestimento. Familiarizado com o trabalho de Roux, que subscrevia a hipótese da agitação das substâncias de ligação do osso, Hauple acreditava que esta era uma validação clínica do conceito. Quando Andresen e Haupl se juntaram para escrever sobre o seu aparelho, chamaram-lhe ativador, devido à sua capacidade de ativar as forças musculares.[17]

INDICAÇÕES:

- Indivíduos em crescimento ativo com um padrão de crescimento favorável e dentes maxilares e mandibulares bem alinhados. Os incisivos mandibulares devem estar verticalizados sobre o osso basal.
- Má oclusão de classe II divisão 1
- Má oclusão de classe II divisão 2.
- Má oclusão de mordida aberta de classe I.
- Má oclusão de mordida profunda de classe I
- Má oclusão de classe III
- Como tratamento preliminar antes de qualquer terapia com aparelhos fixos de grande porte.
- Para retenção pós-tratamento.
- Crianças com altura facial inferior reduzida.

CONTRA-INDICAÇÕES: [17,28]

- Correção de problemas de classe I de dentes apinhados causados pela desarmonia entre o tamanho do dente e o tamanho do maxilar.
- Crianças com altura facial inferior excessiva e crescimento mandibular vertical extremo.
- Em crianças cujos incisivos inferiores são severamente procumbentes.
- Crianças com estenose nasal causada por problemas estruturais no nariz ou alergia crónica não tratada.
- Aplicação limitada em indivíduos que não estão a crescer.

VANTAGENS:

- Permite eliminar as funções musculares anómalas, contribuindo assim para um desenvolvimento normal.
- O tratamento pode ser iniciado numa idade precoce. É mais frequentemente iniciado no

período de dentição mista.
• Como o tratamento é iniciado numa idade precoce, os distúrbios psicológicos associados à má oclusão podem ser evitados
• Os intervalos entre consultas são longos
• As marcações são curtas devido à necessidade de um ajustamento mínimo
• Mais económico
• Não interferem com a manutenção da higiene oral.
• A maioria dos aparelhos funcionais são usados durante a noite. Assim, a aceitação dos pacientes é boa.

DESVANTAGENS:

• O sucesso depende da cooperação do paciente (os activadores devem ser usados durante 14 a 16 horas por dia, por vezes mesmo permanentemente, para se obter o efeito ideal).
• O Activator não consegue produzir um detalhe e acabamento precisos da oclusão. Assim, pode ser necessária uma terapia com aparelhos fixos após o tratamento.
• Pode produzir uma rotação mandibular moderada (anterior para baixo). Por isso, não é utilizada em casos de altura excessiva da face inferior
• Pouco valor em casos com aglomeração
• É volumoso e desconfortável
• Não é possível controlar a força exercida sobre um dente individual
• Pouca ou nenhuma resposta em doentes mais velhos

MECANISMO DE ACÇÃO DO ACTIVADOR:

De acordo com Andresen e Hauple (1955), o ativador é eficaz na exploração da inter-relação entre a função e as mudanças na estrutura óssea interna. Durante o período de crescimento, existe também uma inter-relação entre a função e a forma externa do osso. O ativador induz uma adaptação músculo-esquelética através da introdução de um novo padrão de fecho mandibular. A adaptação neuromuscular ao aumento da distância e à mudança de direção é o requisito básico para a reeducação da musculatura teorofacial.
As adaptações no padrão funcional causadas pelo ativador também incluem e afetam os côndilos. A adaptação do côndilo ao posicionamento anterior da mandíbula consiste no crescimento para cima e para trás, a fim de manter a integridade das estruturas da ATM. Essa adaptação é induzida por um aparelho solto. A mordida de construção não abre a mandíbula para além da posição de repouso postural (i.e., geralmente não mais de 4 mm). A atividade

reflexa miotática é estimulada, provocando contracções musculares isométricas. Esta força muscular transmitida pelo aparelho movimenta os dentes. Os conceitos de Andresen-Haupl só podem ser observados se a mandíbula não for deslocada para além da posição de repouso postural. Se a construção do aparelho impede que a mandíbula assuma essa posição necessária, o modo de ação resultante é completamente diferente. Se a mandíbula se abrir para além do limite de 4mm, o aparelho não actua da forma sugerida por Andresen e Haupl, mas sim através do estiramento dos tecidos moles ou das propriedades viscoelásticas dos músculos. Woodside utilizou esta última técnica, recorrendo ao reflexo de estiramento e à força muscular viscoelástica.

CLASSIFICAÇÃO DOS PONTOS DE VISTA:

Na literatura, a escrita de vários autores pode ser classificada em três grupos, de acordo com os seus diferentes pontos de vista:

1. Alguns autores (Petrovic, McNamara) fundamentam o conceito de Andresen-Haupl de que a atividade reflexa miotática e as contracções isométricas induzem a adaptação músculo-esquelética através da introdução de um novo padrão de fecho mandibular. Grude sugere que essa adaptação só é possível com uma abertura de mordida pequena. Nas suas experiências de adaptação esquelética, McNamara observou um desaparecimento progressivo do padrão neuromuscular modificado. Os estímulos do ativador e dos receptores musculares e da membrana periodontal promovem o deslocamento da mandíbula. As cabeças superiores dos músculos pterigóideos laterais (PML) são as mais importantes nessa adaptação
Porque contribuem para as adaptações do esqueleto. Petrovic chegou a conclusões semelhantes com base no seu estudo exaustivo da cartilagem condilar. Um requisito fundamental para a estimulação do crescimento condilar é a ativação dos MPLs. Um aparelho que mantém a mandíbula rigidamente deslocada anteriormente não ativa esses músculos e, portanto, não estimula o crescimento condilar. A tala não funcional e a atividade funcional mínima, particularmente à noite, não aumentam a orientação do crescimento.Petrovic e Mcnamara apoiam a opinião de que a variação do modelo e a direção da deslocação da mandíbula são factores decisivos na terapia activadora
2. Este segundo grupo inclui autores (Selmer-Olsen, Herren Harvold e Woodside) que não aceitam a teoria de que a atividade reflexa miotática com contracções musculares isométricas induz a adaptação esquelética. Segundo eles, as propriedades viscoelásticas do músculo e o alongamento dos tecidos moles são decisivos para a ação do ativador. Durante cada aplicação de força, surgem forças secundárias nos tecidos, introduzindo um processo bioelástico.

Assim, não só as contracções musculares mas também as propriedades viscoelásticas dos tecidos moles são importantes para estimular a adaptação do esqueleto. Dependendo da magnitude e duração da força aplicada, a reação viscoelástica pode ser dividida nas seguintes fases:

Esvaziamento dos recipientes,

Pressão do líquido intersticial, estiramento das fibras.

Deformação elástica do osso, adaptação bioplástica.
Os proponentes desta explicação reconhecem apenas uma adaptação esquelética modesta no plano vertical e nenhuma alteração no plano sagital. O apoio recente à talese vem de Woodside.
Segundo ele, para provocar um estiramento dos tecidos moles, é necessário deslocar a mandíbula anteriormente ou abrir para além da dimensão vertical do repouso postural. Herren faz uma extensão excessiva no plano sagital, movendo a mandíbula anteriormente numa relação de mordida cruzada incisal. Woodside abre a mandíbula com a mordida de construção até 10 a 15 mm para além da dimensão vertical de repouso postural. A tensão muscular, que aumenta devido ao alongamento dos tecidos, varia com o grau de deslocamento mandibular. O ativador sobreextendido, esticando os tecidos moles como uma tala, não induz qualquer atividade reflexa miotática, mas aplica um estiramento rígido e cria uma acumulação de energia potencial. O raciocínio por detrás da teoria de Woodside é que a mandíbula normalmente fica aberta quando o paciente está a dormir. Se o aparelho abrir apenas 3 ou 4 mm, uma das duas coisas pode acontecer: ou o aparelho pode cair, ou pode ser ineficaz, porque a posição de sono mais aberta não permite o avanço da mandíbula e, portanto, o aparelho não provoca uma adaptação dentária e, possivelmente, esquelética. Woodside afirma que o aparelho não provoca a negação e uma possível adaptação esquelética. Woodside questiona a quantidade de contração muscular real possível quando o paciente está a dormir. O aparelho quase certamente permanecerá no lugar com a mordida de construção aberta, e a força real que provavelmente será direcionada aos dentes e mandíbulas pode ser avaliada. Ainda não foi determinado até que ponto essa mordida de construção aberta pode causar uma resposta vertical maxilar deletéria. Entre os dois extremos, vários autores apoiam uma mordida de construção mais elevada sem a extensão extrema defendida por Woodside. Utilizam uma abertura de 4 a 6 mm, acreditando que a decisão final sobre se a força exercida é energia cinética (contracções musculares isométricas), energia potencial (contracções musculares viscoelásticas) ou uma combinação de ambas depende de factores como a natureza da má oclusão, a folga interoclusal, a postura da cabeça, o estado de espírito e o nível de consciência.

SINOPSE DA CLASSIFICAÇÃO DOS PONTOS DE VISTA:

Os vários conceitos podem ser resumidos da seguinte forma: dependendo da construção do aparelho, o ativador pode iniciar a atividade reflexa miotática, induzir contracções musculares isométricas (por vezes também induzindo contracções isotónicas), ou basear-se nas propriedades viscoelásticas dos tecidos moles esticados. De acordo com o modo de ação, aplicam-se dois princípios principais. Uma terceira abordagem combina as duas lógicas. De acordo com o conceito original de Andresen-Haupl, as forças geradas na terapia activadora são causadas por contracções musculares e atividade reflexa miotática. Um aparelho solto estimula os músculos, e o aparelho móvel movimenta os dentes. Os músculos funcionam com energia cinética, e as forças intermitentes são clinicamente significativas. O sucesso do tratamento depende da estimulação muscular, da frequência dos movimentos da mandíbula e da duração das forças efectivas. Os activadores com uma mordida de construção de dimensão vertical baixa funcionam desta forma. De acordo com a segunda hipótese de trabalho, o aparelho é espremido entre os maxilares, numa ação de imobilização. O aparelho exerce forças que movimentam os dentes nessa posição rígida. O reflexo de estiramento é ativado, a elasticidade inerente dos tecidos é operada e a tensão ocorre sem movimento funcional. O aparelho trabalha com energia potencial. Para este modo de ação, é necessária uma sobrecompensação da mordida de construção no plano sagital ou vertical. Uma ação de alongamento eficiente é conseguida através da sobrecompensação e das propriedades viscoelásticas dos tecidos moles contíguos. A terceira abordagem aplica os modos de ação das duas anteriores. Pode ser chamado de um tipo transitório de ação activadora, que utiliza alternadamente a contração muscular e as propriedades viscoelásticas dos tecidos moles. Os aparelhos deste grupo têm uma abertura de mordida maior do que a recomendada por Andresen e Haupl, mas não compensam em excesso, como recomenda Woodside. O reflexo de estiramento resultante dos ativadores deste grupo é visto como uma contração de longa duração. As forças intermitentes induzidas pelas contracções são menos pronunciadas do que as induzidas na construção original. Eschler (1952) observou a ocorrência de contracções isométricas e isotónicas quando esta construção de aparelho foi utilizada. Todos os modos de ação dependem da direção e do grau de abertura da mordida da construção. Ao considerar as caraterísticas individuais do esqueleto facial, os processos de crescimento individualizados e o objetivo do tratamento, o clínico pode confecionar um aparelho que funcione de acordo com o modo de ação desejado.

EFEITOS ESQUELÉTICOS E DENTOALVEOLARES DO ACTIVADOR: [17]

Durante o crescimento craniofacial, o ativador pode influenciar o terceiro nível de articulação, tal como descrito por Moffett (ou seja, as suturas e a ATM). A mordida de construção determina a eficácia da sua ação. O ativador também é eficaz na região dentoalveolar, particularmente durante a erupção dentária. O recorte correto do acrílico contíguo aos dentes selecionados é o principal responsável pelo efeito dentoalveolar.

1. Como seria de esperar, qualquer efeito esquelético do ativador depende do potencial de crescimento. Dois vectores de crescimento divergentes impulsionam as bases da mandíbula na direção anterior.

a. A sincondrose esfenoccipital desloca a base do crânio e o complexo nasomaxilar para cima e para a frente.

b. O côndilo traduz a mandíbula para baixo e para a frente. O ativador é mais eficaz no controlo do vetor inferior, ou seja, o crescimento para baixo e para a frente da mandíbula. Esse efeito também pode ser designado como articular, pois o crescimento do côndilo é promovido ou redirecionado. Johnston (1976) atribui essa resposta à "descarga do côndilo". Se a mandíbula estiver posicionada anteriormente, a direção do crescimento é mais importante do que os incrementos de crescimento. Somente o crescimento para cima e para trás do côndilo é capaz de mover a mandíbula anteriormente.

As peculiaridades filogenéticas e ontogenéticas da cartilagem condilar afectam a possibilidade de influenciar o crescimento condilar com aparelhos ortodônticos funcionais. Ao contrário das cartilagens primárias (epífises, sincondroses esfenoccipitais), o crescimento condilar é regulado em grande parte por factores exógenos locais. De acordo com Moss (1962), Petrovic, Woodside (1984a) e outros, o crescimento condilar é uma expressão da homeostase local para o estabelecimento e manutenção de um sistema estomatognático funcionalmente coordenado. Como a investigação de Petrovic demonstrou, o LPM desempenha um papel decisivo neste crescimento. A postura do côndilo para a frente ativa a cabeça superior do MPL. Nos jovens, isto induz uma proliferação celular no côndilo e uma resposta de crescimento.

Uma direção de crescimento favorável e uma estimulação incremental são necessárias para o sucesso do tratamento. O ativador pode, até certo ponto, controlar o vetor de crescimento superior, fornecido pela sincondrose esfenoccipital, que move a base maxilar para a frente. Se a mandíbula não puder ser posicionada anteriormente, o crescimento maxilar pode ser inibido e redireccionado. Os ativadores, principalmente os de construção especial, podem influenciar o crescimento e a translação do complexo nasomaxilar. Naturalmente, o crescimento maxilar também pode ser afetado pela força extra-oral.

O ativador também deve avaliar e, se necessário, alterar a relação esquelética vertical. A alteração da inclinação da base maxilar pode compensar as rotações dos vectores de crescimento mandibular. Um deslocamento para baixo da base maxilar permite que a maxila se adapte a uma rotação vertical da mandíbula. Se a rotação das bases da mandíbula durante o crescimento for desfavorável, a terapia com ativador não pode ser concluída com sucesso. Se o ativador for construído apenas com uma abertura vertical da mordida ou com uma alteração sagital mínima, o efeito é principalmente no desenvolvimento médio-facial na área sub-nasal. Tanto o crescimento vertical da maxila como a erupção dos dentes são restringidos. Woodside acredita que uma abertura vertical pequena restringe apenas o desenvolvimento horizontal do terço médio da face, enquanto que uma abertura vertical larga consegue a restrição através da deslocação para baixo da área do terço médio da face.

Pode ser observada uma diminuição do ângulo sela-naso-subespinhal (S-N-A), exceto se a abertura da mordida for extrema. Nesses casos, o plano maxilar é então inclinado para cima e o ponto A move-se para a frente. Katsavrias et al exploraram o tipo de resposta da morfologia da eminência articular ao uso de aparelhos protrusivos mandibulares (activadores). Ele estudou tomografias laterais pré e pós-tratamento de 35 pacientes corrigidos individualmente (18 meninos e 17 meninas) tratados com o ativador. Concluíram que não há alteração estatisticamente significativa na morfologia particular da eminência (altura e inclinação) como resultado do uso de aparelhos protrusivos mandibulares. [34]

Katsavrias et al. estudaram a contribuição da modificação da fossa glenoide na correção da má oclusão de Classe II esquelética, tratando-a com um aparelho protrusivo mandibular como o activator. Foram utilizados tomogramas laterais de 35 pacientes (18 meninos e 17 meninas) com idades entre 7,96 e 15,06 anos.

Os resultados demonstraram que a modificação da fossa glenoide não contribuiu para a correção das más oclusões esqueléticas de Classe II tratadas com ativador. Eles concluíram que a modelagem da fossa glenoide provavelmente não é induzida por aparelhos protrusivos mandibulares durante o tratamento de problemas esqueléticos de Classe II. [35]

2. A eficiência dentoalveolar do ativador ajuda a atingir um objetivo de tratamento primário. Os dentes e os ossos preenchem o espaço entre os dois vectores de crescimento divergentes. O efeito dentoalveolar do ativador consiste em controlar a erupção dentária e a aposição do osso alveolar. Por este motivo, o ativador é mais eficaz se for utilizado no início da dentição mista. Vários movimentos dentários têm sido observados durante a terapia com ativadores, especialmente na área dos incisivos inferiores. Alguns autores observaram um deslocamento para frente do segmento anterior inferior (Bjork, 1969) ou um deslocamento corporal dos incisivos (Jacobsson, 1967). Outros observaram uma inclinação labial (Richardson, 1982) ou lingual (Moss, 1962) dos incisivos inferiores. Esses movimentos dependem do desenho do aparelho e da extensão do acrílico na área dos incisivos inferiores. Com o recorte adequado do aparelho, diferentes movimentos podem ser realizados e a erupção dos dentes pode ser guiada.

ANÁLISE DE FORÇAS NA TERAPIA COM ACTIVADORES

Quando o aparelho funcional ativa os músculos, são criados vários tipos de forças: estáticas, dinâmicas e rítmicas.
As forças estáticas são permanentes e podem variar em magnitude e direção. Elas não aparecem simultaneamente com os movimentos da mandíbula. As forças da gravidade, a postura e a elasticidade dos tecidos moles e dos músculos estão nesta categoria.
As forças dinâmicas são interrompidas. Aparecem simultaneamente com os movimentos da cabeça e do corpo e têm uma magnitude maior do que as forças estáticas. A frequência destas forças depende também da conceção e construção do aparelho e da reação do paciente. A deglutição produz uma força dinâmica. Alguns clínicos testam para ver apenas os mecanismos de força ativa ou dinâmica do ativador. No entanto, as forças estáticas também devem ser consideradas devido à sua constância e duração.
As forças rítmicas estão associadas à respiração e à circulação. São sincronizadas com a respiração e a sua amplitude varia com o pulso. Estes estímulos tróficos são muito importantes para estimular a atividade celular. A mandíbula transmite vibrações rítmicas à maxila. As forças aplicadas são intermitentes e interrompidas. A aplicação de força nos dentes e na mandíbula é intermitente. A remoção do ativador da boca interrompe estas forças.
A eficácia do ativador durante o sono depende da frequência dos movimentos, do tipo de mordida de construção, das alterações no espaço interoclusal, do tónus muscular e da inquietação do paciente. De acordo com o conceito original de Andresen e Haupl, as únicas forças que operam na terapia com o ativador são as naturais, transformadas e transferidas pelo ativador para os maxilares e dentes. No entanto, modificações recentes com diferentes designs e a incorporação de elementos adicionais (molas, parafusos, almofadas, ímanes) permitiram que as forças activas criadas fossem utilizadas com as forças endógenas do sistema estomatognático. O aparelho também pode funcionar interferindo com as forças endógenas. Assim, dois princípios são utilizados no ativador moderno:
Aplicação de força - a fonte é geralmente muscular.

Eliminação de forças - a dentição é protegida de pressões funcionais e tecidulares normais e anormais por almofadas, escudos e configurações de fios.

Os tipos de força utilizados na terapia activadora podem ser classificados da seguinte forma:

1. O potencial de crescimento, incluindo a erupção e migração dos dentes, produz forças naturais. Estas podem ser guiadas, promovidas e inibidas pelo ativador.
2. As contracções musculares e o estiramento dos tecidos moles iniciam forças quando a mandíbula é deslocada da sua posição de repouso postural pelo aparelho. O ativador estimula e transforma as contracções.

Enquanto as forças podem ser de origem funcional (muscular), a sua ativação é artificial.

Estas forças que funcionam artificialmente podem ser eficazes nos três planos:
a. No plano sagital, a mandíbula é impelida para baixo e para a frente, de modo a que a força muscular seja aplicada ao côndilo e seja produzida uma tensão na região condilar. Uma ligeira força recíproca pode ser transmitida à maxila durante esta manobra.
b. No plano vertical, os dentes e os processos alveolares são carregados ou aliviados de forças normais. Se a mordida de construção for alta, é produzida uma maior tensão nos tecidos contíguos. Se forem transmitidas ao maxilar, estas forças podem inibir o aumento e a direção do crescimento e influenciar a inclinação da base do maxilar.
3. No plano transversal, também podem ser criadas forças com correcções da linha média.

a. Podem ser incorporados no ativador vários elementos activos (por exemplo, molas, parafusos) para produzir um tipo de aplicação de força biomecânica ativa.
O modo de aplicação da força, a magnitude e a direção dependem da deslocação tridimensional da mandíbula, que é determinada pela mordida de construção.

MORDIDA DE CONSTRUÇÃO:

O fabrico adequado do ativador requer a determinação e a reprodução da construção correta ou da mordida de trabalho. O objetivo desta manipulação mandibular é deslocar a mandíbula na direção dos objectivos do tratamento. Isto cria forças funcionais artificiais e permite avaliar o modo de ação do aparelho. Antes de efetuar a mordida de construção, o clínico deve preparar-se fazendo um estudo detalhado dos modelos de gesso, das películas cefalométricas e panorais da cabeça e do padrão funcional do paciente.

Regras gerais para o sector da construção:
A avaliação da mordida de construção determina o tipo de estimulação muscular, a frequência dos movimentos mandibulares e a duração das forças efectivas. No posicionamento da mandíbula para a frente de 7 a 8 mm, a abertura vertical deve ser ligeira a moderada (2 a 4 mm). Se o posicionamento para a frente não for superior a 3 a 5 mm, as aberturas verticais devem ser de 4 a 6 mm. O ativador só pode corrigir deslocamentos ou desvios inferiores da linha média se existir uma translação lateral real da própria mandíbula. Se a anormalidade da linha média for causada por migração dentária, não existe relação assimétrica entre a mandíbula e a maxila. Uma tentativa de corrigir este tipo de problema dentário pode levar a uma assimetria iatrogénica. Todas as condições prévias para um tratamento bem sucedido com o ativador, mesmo pequenas variações na posição mandibular, podem alterar significativamente a aplicação da força do ativador.
Tanto a investigação experimental como a experiência clínica têm demonstrado que um aumento da ativação muscular com aparelhos demasiado estendidos não aumenta a eficiência do ativador. De acordo com Sander (1983), a frequência de mordida máxima numa mordida de construção com 6 mm de altura é de 12,5% do tempo de sono, enquanto que numa mordida de construção com 11 mm de altura é de apenas 1,1%, e se esta for aumentada para 13 mm, como prescrito por Harvold, é de apenas 0,8%.

Execução da técnica de mordida de construção:

1. Prepara-se um rebordo de mordida de cera em forma de ferradura para inserção entre os dentes maxilares e mandibulares. Deve ter a forma e o tamanho corretos da arcada, uma largura adequada e ser 2 a 3 mm mais espessa do que a mordida de construção planeada. Pode ser feito para as superfícies oclusais da arcada superior ou inferior. No entanto, se o rebordo for colocado primeiro na arcada inferior, a mandíbula pode ser guiada para a posição anterior desejada, necessária para o tratamento da má oclusão de Classe II específica. Se o operador optar por colocar o rebordo de mordida em cera amolecida na arcada superior, a mandíbula pode ser movida facilmente para a posição mais retruída necessária para a construção de um ativador de Classe III.
2. Antes de efetuar o registo da mordida em cera, o operador pede ao doente que se sente direito numa postura relaxada, enquanto guia suavemente a mandíbula para a posição pré-determinada. O operador guia mas não força a mandíbula para a relação sagital desejada. O operador repete este exercício três a quatro vezes enquanto manipula o queixo do paciente entre o polegar e o indicador, pedindo ao paciente que repita o exercício e depois mantenha a posição para a frente durante um curto período de tempo para criar um engrama exterocetivo que pode ser reproduzido quando a cera é colocada entre os dentes.
3. Quando o operador estiver relativamente seguro de que o paciente pode reproduzir o exercício, o aro de mordida de cera amolecida é colocado na boca como descrito no passo 1. A cera não deve ser demasiado macia. Durante o movimento de fecho, o operador controla a relação incisal borda a borda e o registo da linha média. A cera deve ser cortada da vestibular dos incisivos centrais para que as linhas médias possam ser observadas e para que se possa estabelecer uma reprodução correta da relação incisal.
4. Na fase final, a cera é cuidadosamente removida da boca e verificada nos modelos superior e inferior. Depois de ter sido colocada nos moldes, as margens são aparadas com uma tesoura para que o operador possa ter a certeza de que a cera está perto de todas as cúspides dos dentes. A mordida de cera endurecida é então arrefecida e verificada mais uma vez na boca.

A mordida de construção só deve ser feita após um planeamento cuidadoso e deve ser sempre feita no paciente e não nos modelos articulados. Uma mordida de construção preparada em moldes pode ter as seguintes desvantagens.

- Pode não servir.
- Pode ter ocorrido uma mordedura assimétrica.
- O doente pode não se sentir muito confortável e pode ser incomodado mais frequentemente durante o sono.
- A probabilidade de procumbência indesejada dos incisivos inferiores pode ser maior, pois o aparelho exerce uma tensão indevida sobre esses dentes.

FABRICO DO ACTIVADOR:

Preparação:

São necessários vários passos preliminares antes da construção do aparelho ativador convencional. Depois da mordida de construção ser tirada, avaliada no paciente e verificada novamente nos modelos de trabalho, os modelos de trabalho são montados num fixador. Alguns clínicos preferem enviar os modelos e a mordida de cera separadamente para o laboratório e permitir que o técnico monte os modelos. No entanto, se os modelos e a mordida de cera forem enviados na mordida de construção no fixador, é menos provável que ocorram danos ou deformações da mordida durante o transporte. Uma vez que a montagem dos modelos é um passo crítico no processo de fabrico, é necessário ter muito cuidado para salvaguardar a mordida de construção. O desenho do aparelho é ditado por uma série de medidas e decisões de diagnóstico. As diferentes categorias de má oclusão de Classe II, determinadas por análises cefalométricas e funcionais, exigem modificações estruturais no ativador para o seu tratamento. O fabrico do ativador exige uma comunicação adequada com o laboratório técnico. A extensão do corpo acrílico e dos flanges é desenhada nos modelos de trabalho superior e inferior com um lápis indelével. Os elementos de arame também devem ser desenhados nos modelos. Em seguida, preenche-se um formulário de prescrição pormenorizado para o técnico do laboratório; estes formulários são fornecidos pela maior parte dos laboratórios, que se preocupam com o bom fabrico e o bom funcionamento do aparelho. Um desenho pormenorizado da construção pode ser feito separadamente ou reproduzido no esquema fornecido pelo laboratório. Se o aparelho for complicado, este é um passo importante. Os modelos de trabalho, a mordedura e o fixador devem ser envolvidos em espuma de borracha para sua proteção durante o transporte.

Procedimentos laboratoriais:

O ativador consiste numa combinação de componentes de acrílico e arame. Uma parte importante do processo de fabrico é a transferência precisa da mordida de construção para o ativador. Apesar de todos os avanços técnicos nos materiais (por exemplo, acrílicos de secagem rápida e autopolimerizáveis; acrílicos macios; bons meios de separação; fórmulas avançadas de fios), o sucesso ou fracasso de um aparelho depende muitas vezes da replicação precisa da postura sagital e vertical correta da mandíbula, determinada clinicamente. Mais falhas de aparelhos são causadas por mordidas de construção e fabricação inadequadas do que qualquer outra causa.

Preparação dos elementos do fio:

Depois de montar os moldes, ler as instruções detalhadas na receita e verificar as marcações nos moldes, o técnico dobra os elementos de arame. O design habitual para o ativador convencional requer um arco labial superior e inferior.

Arco labial - Os elementos primários do fio do ativador são os arcos labiais superior e inferior. São constituídos por secções intermédias horizontais, dois laços verticais e extensões de fio através da incisura do primeiro molar canino-decíduo para o corpo acrílico. A secção horizontal entra em contacto com as superfícies vestibulares dos quatro incisivos. Dependendo da dimensão vertical (sobremordida profunda ou mordida aberta anterior), o fio atravessa os incisivos acima ou abaixo da área de maior convexidade. O arco pode ser passivo ou ativo, dependendo da prescrição. O arco labial passivo influencia os tecidos moles sem tocar nos dentes, semelhante à ação dos aparelhos de rastreio.

As alças verticais em forma de "U" do arco labial superior começam com uma curva de 90 graus na embrasura incisivo-canino lateral, formam curvas contínuas suaves acima da margem gengival e passam livremente pelas embrasuras canino-primeiro molar decíduo ou pré-molar para ancorar no acrílico lingual. O fio aproxima-se da crista marginal mesial dos primeiros molares decíduos, caso seja necessário exercer um vetor de força de distalização nestes dentes.

O arco labial inferior é semelhante em configuração ao superior. No entanto, a porção horizontal média é mais longa porque a dobra para as alças verticais começa mais distalmente no terço mesial dos caninos. O fio retorna na embrasura do primeiro molar canino-decíduo ou do pré-molar, tornando a alça vertical em forma de U um pouco mais estreita.

O calibre do fio é diferente para arcos labiais activos e passivos. Para o arco ativo, o tipo de fio de aço inoxidável endurecido por mola tem 0,9 mm de espessura; para o arco passivo, tem apenas 0,8 mm de espessura.

Elementos adicionais:

Consoante a prescrição, podem ser necessárias esporas ou elementos adicionais. Estes elementos são formados durante a preparação dos elementos de arame.

Fixação dos parafusos de macaco e dos elementos de arame:

Os parafusos de macaco são primeiro fixados ao molde. A magnitude da abertura necessária é determinada de acordo com a configuração palatina e o tipo de má oclusão. É necessário serrar um sulco na linha média dos aparelhos com parafusos nas maiúsculas e minúsculas. Os parafusos são fixados neste sulco com cera pegajosa. Os elementos de arame são então fixados nas superfícies vestibulares dos dentes. As áreas que não têm acrílico são isoladas com uma camada de cera.

Fabrico da porção acrílica:

O ativador é constituído por partes superiores, inferiores e interoclusais. Nas partes superior e inferior, a porção dentária e gengival pode ser diferenciada; a porção gengival pode ser alargada posteriormente (especialmente no molde inferior). Se a mordida de construção for alta, como acontece num ativador vertical, a extensão dos flanges é maior do que num ativador horizontal, que posiciona a mandíbula mais anteriormente. Essa extensão é importante para melhorar a retenção do aparelho (principalmente no ativador vertical), pois os pacientes que necessitam desse tipo de aparelho costumam ter posturas de boca aberta. Os flanges da parte superior têm uma altura de 8 a 12 mm na zona gengival e cobrem a crista alveolar. O palato não é coberto. Se a placa de acrílico for fina, não invade o espaço da língua; no entanto, um acrílico demasiado fino pode causar uma flexibilidade excessiva do aparelho. Pode ser utilizada uma barra palatina para aumentar a rigidez. A barra é semelhante à utilizada no aparelho bionator padrão e é construída em aço inoxidável com 1,2 mm de espessura. É utilizada apenas para estabilizar o aparelho. A placa acrílica inferior tem geralmente 5 a 10 mm de largura, embora por vezes seja mais larga na zona dos molares, com flanges de 10 a 15 mm.

GESTÃO DO APARELHO:

Depois de o aparelho ter sido devolvido e verificado para garantir que as instruções foram seguidas, é desenvolvido um plano de retificação; cada procedimento de retificação necessário e o movimento esperado são anotados no registo de diagnóstico. O recorte é feito com o paciente na cadeira, o que permite verificações pontuais frequentes para avaliar se os planos de guia em acrílico estão a funcionar como desejado.

Alguns clínicos preferem que o paciente use o aparelho durante uma semana, sem desgastar, para permitir que o paciente se habitue a ele. O plano de desgaste é então implementado de acordo com o esquema escrito.

O paciente deve saber como colocar o aparelho na boca antes de sair do consultório. O aparelho é normalmente usado 2 ou 3 horas durante o dia na primeira semana. Durante a segunda semana, o paciente dorme com o aparelho no lugar e usa-o 1 a 3 horas por dia. O aparelho é verificado pelo médico após 3 semanas para avaliar se o corte está correto e se o ativador está a funcionar como desejado. As áreas de contacto do plano guia são normalmente brilhantes se estiverem a funcionar corretamente; podem ser remodeladas e corrigidas se necessário. Se o paciente tiver dificuldade em usar o aparelho durante toda a noite, é necessário usar mais durante o dia para compensar até que o uso noturno completo seja uma rotina. A selagem ou adição de acrílico macio autopolimerizável às abas inferiores melhora por vezes a retenção durante as fases iniciais de acomodação. Se o doente estiver a usar o ativador sem dificuldade e a seguir as instruções, as consultas de controlo devem ser marcadas de 6 em 6 semanas.

Durante estas visitas ao consultório, o médico deve manter o contacto com o paciente, reforçar a motivação e efetuar os seguintes procedimentos

1. Todos os planos-guia que foram retificados em todas as áreas em contacto com os dentes devem ser observados quanto a superfícies brilhantes que indicam se o aparelho está a ser usado corretamente e se está a funcionar corretamente.

2. A remodelação das áreas de guia acrílica pode ser necessária após o corte inicial para melhorar a função; também pode ser necessária durante o curso do tratamento para garantir o movimento contínuo do dente (particularmente na arcada superior) se for desejada a retrusão ou distalização. No entanto, a alteração maxilar é geralmente mínima. Se os dentes permanentes estiverem a erupcionar, também pode ser necessária uma remodelação.

3. Os planos de guia de contacto em acrílico têm muitas vezes de ser novamente selados ou recontornados para manter a ativação funcional adequada nos dentes desejados, adicionando acrílico macio autopolimerizável numa camada fina. O exame clínico dos planos inclinados em acrílico para detetar pontos brilhantes ajuda a determinar a quantidade de selagem a efetuar.
4. Os arcos labiais e quaisquer elementos de arame adicionais devem ser verificados quanto à sua ação e possível deformação. O movimento constante do aparelho na boca pode alterar a configuração dos arames e, ocasionalmente, pode causar fadiga suficiente para provocar fracturas. O arco ativo deve tocar nos dentes. O arco passivo deve posicionar-se longe dos dentes, mas permanecer em contacto com os tecidos moles. Os fios de guia e estabilização são activados pela mordida do paciente no aparelho.
5. As almofadas labiais devem ser verificadas quanto a uma possível irritação na zona do sulco. Podem necessitar de ser remodelados. Não devem entrar em contacto com o processo alveolar ou com os dentes.
6. No tratamento de expansão, os parafusos de elevação são normalmente activados pelo doente em intervalos de 2 semanas. O médico deve verificar se esta ativação é demasiado frequente ou pouco frequente. Uma ativação excessiva impede que o aparelho se ajuste corretamente. O intervalo de ativação pode ter de ser alterado.

CORTE DO ACTIVADOR:

É necessária uma orientação selectiva da erupção dos dentes e do desenvolvimento da forma da arcada, bem como a eliminação de toda a atividade muscular retrusiva funcional e o encorajamento da melhor adaptação possível do crescimento condilar a uma relação sagital mais correta. O esmerilamento e o recorte cuidadosamente planeados do ativador na área de contacto com o dente melhoram a sua eficácia na região dentoalveolar. O recorte deve ajudar a obter um aparelho de ajuste frouxo que seja manipulável pelo paciente, mas que mantenha a relação sagital correta enquanto estimula ou restringe a erupção selectiva e o movimento dos dentes anteriores e posteriores. Os princípios de aplicação de força no processo de recorte são determinados pelo tipo, direção e magnitude da força criada pelo ativador de encaixe livre: A aplicação intermitente de força permite que a força muscular dinâmica e rítmica actue em conjunto; o aparelho funciona, assim, através da energia cinética. A direção da força desejada é determinada pelo desgaste seletivo das superfícies de acrílico que contactam com os dentes superiores e inferiores. Após o desgaste adequado, a força desejada actua em áreas pré-determinadas dos dentes e aplica pressão na direção do movimento dentário necessário. Quaisquer superfícies que possam impedir este movimento são aliviadas ou cortadas. A magnitude da força aplicada pode ser estimada através da determinação da quantidade de contacto do acrílico com as superfícies dos dentes. Se a força for aplicada a uma pequena porção da superfície do dente, é maior do que se ocorrer um contacto amplo entre o acrílico e uma superfície maior do dente. As superfícies acrílicas que transmitem a força intermitente desejada e contactam com os dentes são chamadas de planos de guia. Depois de o ativador ter sido cuidadosamente avaliado quanto ao ajuste adequado na boca do paciente, é desenvolvido um plano exato do movimento dentário necessário. O corte aproximado pode ser efectuado nos moldes de gesso, mas a retificação final deve ser feita na boca. Devem ser removidas quaisquer superfícies acrílicas não cortadas que possam interferir com a orientação dentária planeada. A necessidade de aparar pode ser avaliada com um explorador ou observando as sombras criadas no acrílico pelas superfícies não cortadas. Como é de esperar algum ajuste e "cedência" durante o uso do aparelho nas primeiras semanas, o corte final não é efectuado até à segunda consulta (na maioria dos casos) para obter a melhor eficiência possível. As áreas de acrílico que entram em contacto com os dentes são susceptíveis de ficarem polidas e brilhantes; a área de aplicação de força pode assim ser bem identificada. Pode ser efectuado um desgaste cuidadoso para direcionar a força com maior precisão.

APARAR O ACTIVADOR PARA CONTROLO VERTICAL:

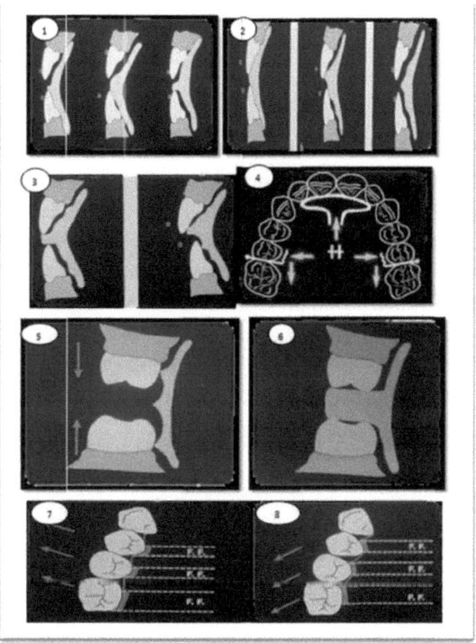

1. Manter-se em posição, inclinação labial e verticalização dos incisivos inferiores.
2. Incisivos inferiores Protrusão, inclinação labial e retrusão dos incisivos.
3. Intrusão e extrusão de incisivos.
4. Forças recíprocas nos planos transversal e sagital
5. Extrusão
6. Intrusão dos molares
7. Mesial
8. Movimento distal dos dentes vestibulares

Dois movimentos ocorrem na terapia com o ativador - intrusão e extrusão. O ativador fornece apenas uma intrusão limitada; alguns dentes são seletivamente impedidos de irromper, enquanto outros são livres para irromper e são estimulados a fazê-lo por acrylicplanes. A extrusão selectiva na dentição mista é um objetivo de tratamento importante e válido, que pode afetar as relações dentárias verticais e horizontais, se for feito corretamente.

Intrusão de dentes

A intrusão dos incisivos pode ser conseguida carregando os bordos incisais dos dentes. Se forem bem polidas, tornam-se as únicas superfícies de carga ou de contacto, sem qualquer outro contacto entre os incisivos e o acrílico, mesmo na área alveolar. Se for indicado o uso simultâneo de um arco labial ativo, o contacto entre o fio do arco e os incisivos é abaixo da área de maior convexidade ou no terço incisal. Esta localização não interfere com o movimento intrusivo dos incisivos e pode mesmo estimulá-lo. Esta carga intrusiva é indicada em casos de sobremordida profunda.
A intrusão de molares é efectuada carregando apenas as cúspides destes dentes. O pormenor acrílico é esmerilado longe das fossas e fissuras para eliminar qualquer possível estímulo de plano inclinado (oblíquo) para o movimento do molar, se for desejada apenas uma ação de depressão vertical. Isto permite que o ativador exerça forças maiores. Se forem carregadas superfícies oclusais maiores, a abertura reflexa da boca ocorre mais frequentemente, resultando numa ação depressora menos eficaz do aparelho. A depressão e carga dos molares são indicadas em problemas de mordida aberta se a folga interoclusal for mínima ou inexistente.

Extrusão de dentes

A extrusão dos incisivos requeria o carregamento das suas superfícies linguais acima da área de maior concavidade na maxila e abaixo desta área na mandíbula. Embora a extrusão geralmente não seja muito eficaz devido à anatomia dentária, pode ser melhorada colocando o arco labial acima da área de maior convexidade. Estas modificações da extrusão são indicadas para problemas de mordida aberta, particularmente os causados pela sucção crónica dos dedos, em que os incisivos estão relativamente intruídos.
A extrusão de molares pode ser facilitada carregando as superfícies linguais desses dentes acima da área de maior convexidade na maxila ou abaixo dessa área na mandíbula. A extrusão de molares e pré-molares é indicada em problemas de mordida profunda. O recorte do ativador para extrusão de molares pode ser realizado ao mesmo tempo para todos os molares.

CORTE DO ACTIVADOR PARA CONTROLO SAGITAL:

Os objectivos específicos de protrusão ou retrusão dos incisivos e de alteração da relação sagital dos molares para mesial ou distal podem ser alcançados através de um controlo criterioso do aparelho. A protrusão e a retrusão dos incisivos só podem ser alcançadas através do desgaste do acrílico e dos planos-guia e do ajuste dos fios do arco labial. Se o arco labial tocar os dentes, ele pode incliná-los para lingual ou mantê-los em posição. Nestes casos, é designado por arco ativo. Se estiver posicionado longe dos dentes e evitar o contacto com os tecidos moles, é designado por arco passivo.
O arco ativo pode entrar em contacto com os incisivos no terço gengival das suas superfícies vestibulares para promover a extrusão em casos de mordida aberta ou pode entrar em contacto com o terço incisal para inibir a extrusão em casos de sobremordida profunda. O

posicionamento do arco pode ser gengival (para reduzir a inclinação durante a lingualização destes dentes) ou incisal (para acentuar a inclinação das coroas dos incisivos severamente protruídos, se existir espaço adequado) na retrusão dos incisivos. Assim, a inclinação axial dos incisivos está sujeita a algum controlo. No entanto, o arco labial não funciona como uma força de mola. É fabricado a partir de um fio relativamente grosso (0,9 mm) e é ativado apenas quando a mandíbula se fecha na posição de mordida de construção. Todas as modificações do fio no ativador são de uma construção espessa sem mola e funcionam de acordo com o mesmo princípio. Ao aliviar as pressões e tensões musculares colocadas na dentição pelos lábios e controlos, o arco passivo permite o movimento vestibular e labial de dentes selecionados. O ativador convencional, no qual o arco não se estende distalmente aos caninos, permite principalmente a inclinação ou retenção labial dos incisivos maxilares e mandibulares. Por isso, alguns aparelhos são construídos com um arco labial superior e outro inferior. A única exceção é o ativador da Classe III, que tem almofadas labiais semelhantes às do aparelho de Frankel em vez de um arco labial.

A poupança de tempo e de mão de obra é apenas uma das vantagens desta construção. O fio labial simples não se danifica facilmente. O uso da mola de caixão, mantendo as partes do aparelho em contacto com os dentes laterais sem pressão, terá um efeito de alargamento, especialmente quando inserido durante ou logo após a erupção dos incisivos inferiores. Embora a mordida de borda a borda do bionator possa ser usada, Schmuth prefere a mordida de construção habitual do activator, com um aro de acrílico cobrindo os incisivos inferiores. Uso durante todo o dia e noite, exceto durante as refeições, desporto

MODIFICAÇÕES DO ACTIVADOR: [36,27,28]

APARELHO BIMLER (MORDEDOR, ESTIMULADOR BIMLER) (1949):

Este aparelho foi concebido por H.P. Bimler. Existem três tipos de aparelhos Bimler:

1. Tipo A - Para o tratamento da má oclusão de Classe II Divisão-1
2. Tipo B -Classe II Divisão-2 Maloclusão
3. Tipo C - Má oclusão de Classe III.

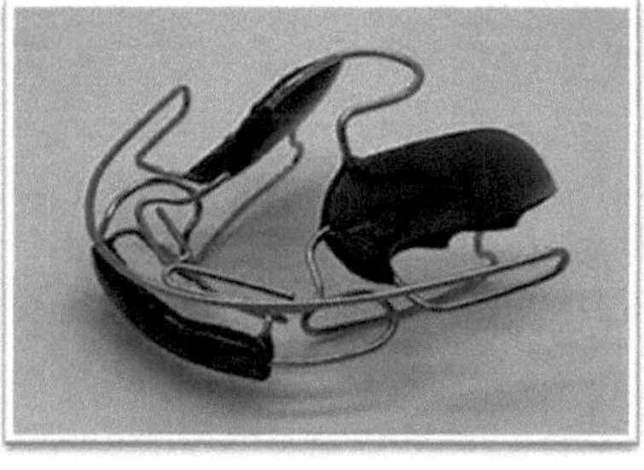

BIONATOR (1950):

O Bionator, também conhecido como "ativador esqueletizado", é um aparelho derivado do ativador desenvolvido pelo Professor Wilhelm Balter. Quando comparado com o ativador convencional, o bionator é menos volumoso e elástico. O Bionator modula a atividade muscular, o que melhora o desenvolvimento normal. É composto por uma ansa bucinadora que impede que a pressão da bochecha actue sobre os segmentos bucais. O arco palatino estabiliza o aparelho.

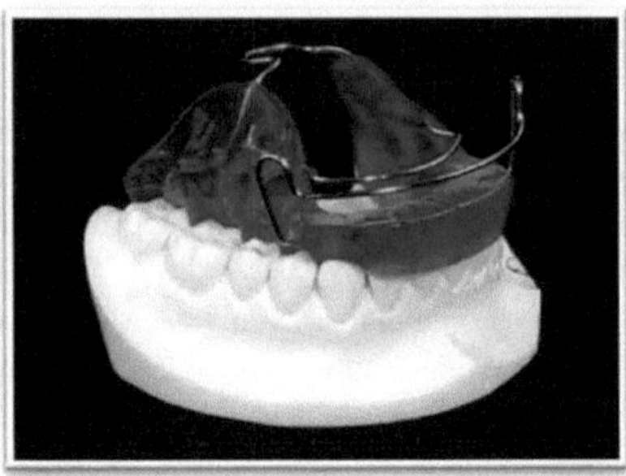

O KINETOR (1951):

Foi concebido pelo Dr. Hugo Stockfish em 1951. Trata-se de um tipo de ativador elástico. Foi uma combinação de princípios funcionais com o funcionamento ativo de vários parafusos e molas adicionados ao aparelho. Tem a capacidade de se expandir nas três direcções. Este aparelho tinha tubos de látex entre as partes superior e inferior para estimular a função.

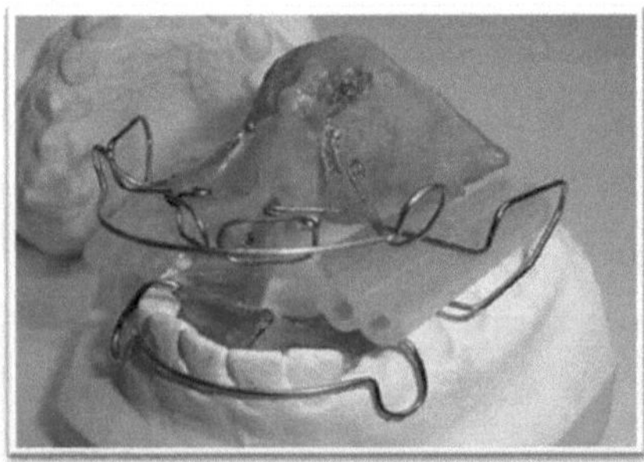

HERREN SHAYE ACTIVATOR (1953):

Segundo Herren, a mandíbula com ativador durante o sono não manterá a sua posição. Os incisivos desprendem-se da parte maxilar quando a mandíbula é baixada, o que diminui a eficácia do aparelho.

Para manter a postura mandibular correta durante o sono, foram feitas as seguintes modificações:

1. A mandíbula é avançada 3-4 mm para além da relação neutra, compensando o posicionamento sagital na mordida de construção.
2. O fecho Jackson, o fecho Duyzing ou o fecho triangular em forma de ponta de seta são utilizados para a retenção do aparelho na dentição maxilar.
3. Para manter o aparelho em posição durante o sono, foram construídos longos flanges linguais.

Foi permitida a erupção oclusal dos dentes posteriores, enquanto a erupção dos incisivos inferiores foi impedida pelo plano acrílico, nivelando assim a curva da lança.

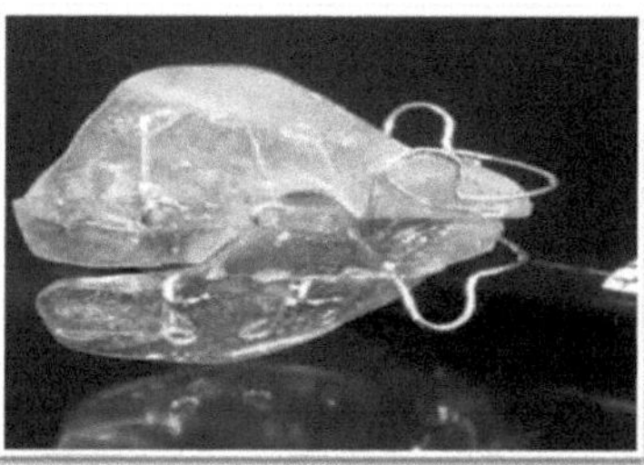

LOUISIANA STATE UNIVERSITY (LSU) OU ACTIVADOR DE SHAYE (1953):

Trata-se de uma modificação do ativador Herren de R Shaye. Os activadores LSU provocam um reposicionamento sagital da mandíbula num grau significativo e têm os seguintes efeitos 1. O aumento do posicionamento da mandíbula para a frente provoca um estiramento dos músculos retratores, enquanto os músculos protractores (pterigóides laterais) ficam mais frouxos. Este novo posicionamento da mandíbula leva a um novo engrama sensorial. 2. Segundo Herren, o uso deste aparelho não aumentaria a atividade do músculo pterigóideo lateral (PML). Este aparelho funciona com base no fenómeno do ativador fantasma.

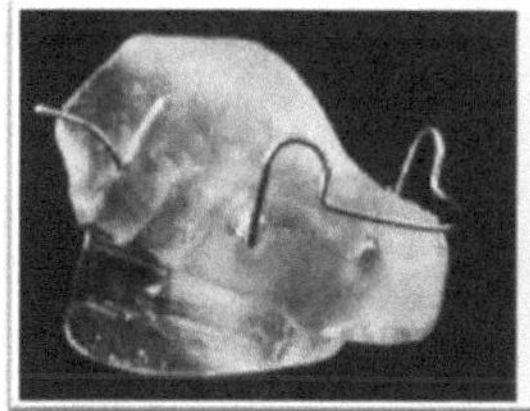
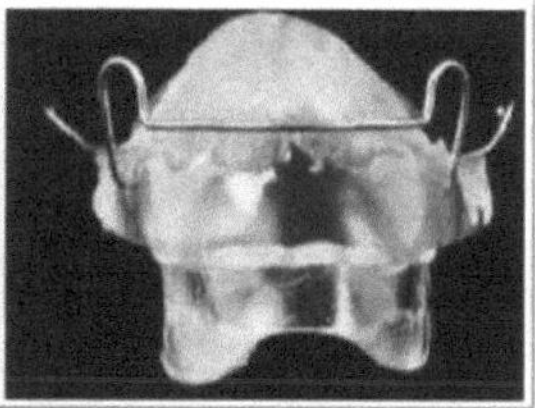

ACTIVADOR DE ARCO DE AM SCHWARZ (1956):

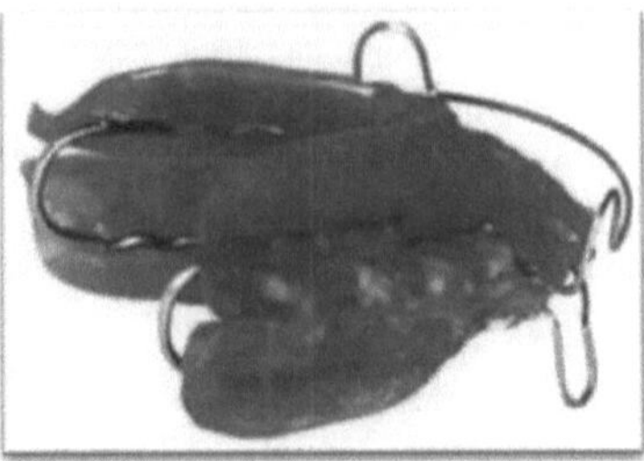

O ativador de arco consiste numa porção maxilar e mandibular ligada por um arco elástico. É um ativador dividido horizontalmente que permite um avanço sagital gradual da mandíbula através do ajuste do arco. Pode ser utilizado em casos de subdivisão, activando apenas o arco do lado da disto-oclusão unilateral. A expansão pode ser tentada através da ativação dos parafusos.

ACTIVADOR ELÁSTICO ABERTO (1960):

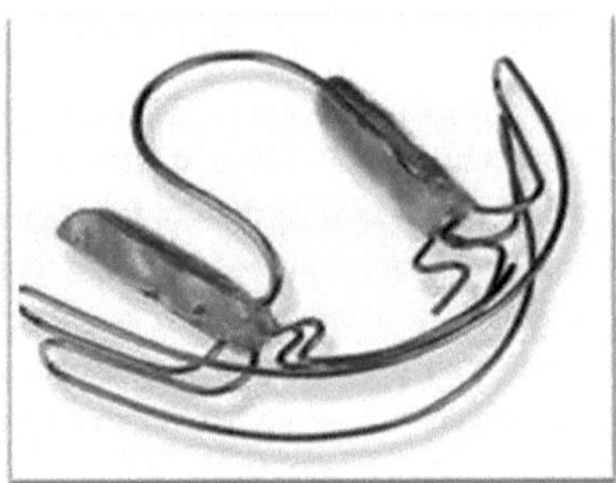

Este aparelho foi concebido por G. Klammt. O volume de acrílico é reduzido e substituído por arame. Os componentes de arame aumentam a flexibilidade do aparelho. A redução dos componentes de acrílico aumenta o tempo de uso. As contracções musculares isotónicas são permitidas devido ao design flexível.

MODIFICAÇÃO KARWETZKY (1964):

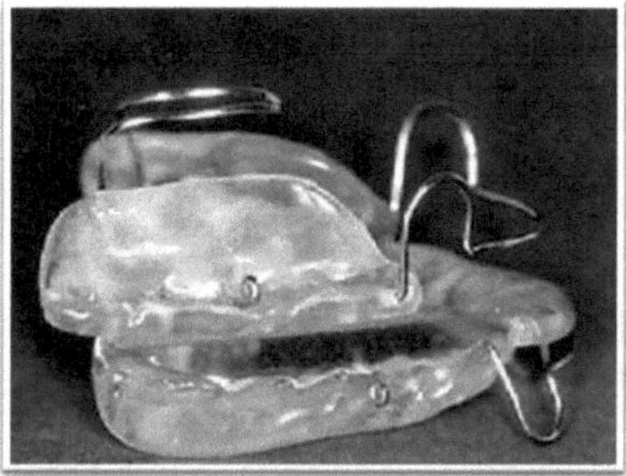

Este aparelho é semelhante ao ativador de arco. É constituído por placas activas superior e inferior unidas na região do primeiro molar por um arco em "U". O arco em U tem uma perna curta e uma perna longa, dependendo da arcada a ser movida, ambas as pernas são encaixadas em conformidade. Ao contrair o arco em U, são criados movimentos horizontais.

PROPULSOR (1968):

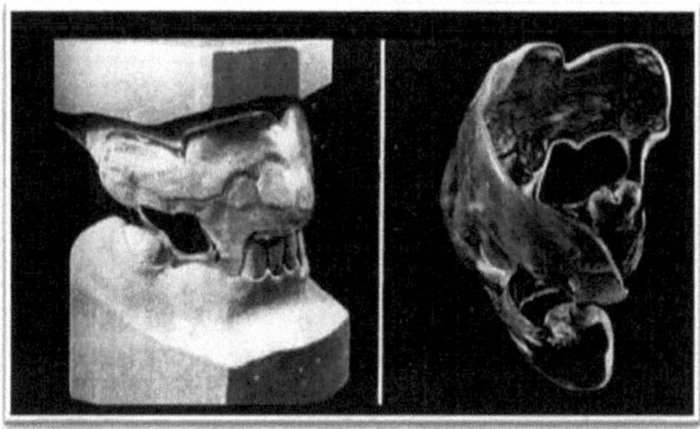

Esta modificação não tinha fios a ligar as partes superior e inferior. O acrílico ligava as partes superior e inferior com flanges de acrílico. Este tipo de ativador foi concebido por Muhlemann e aperfeiçoado por Hotz. Este aparelho é também conhecido como aparelho híbrido, devido às suas caraterísticas de ecrã vestibular e monobloco. Utilizado habitualmente na protrusão dento-alveolar maxilar.

ACTIVADOR HARVOLD / WOODSIDE (1971):

Este ativador foi formado por uma mordida de construção que permitiu que a mordida se abrisse cerca de 10-15 mm para além da posição de repouso postural da mandíbula. Foram observadas adaptações e alterações musculares devido às propriedades viscoelásticas dos músculos moles e à elasticidade dos tecidos moles. A sua abertura sagital era de cerca de 3-5 mm distal à protrusão máxima da mandíbula.

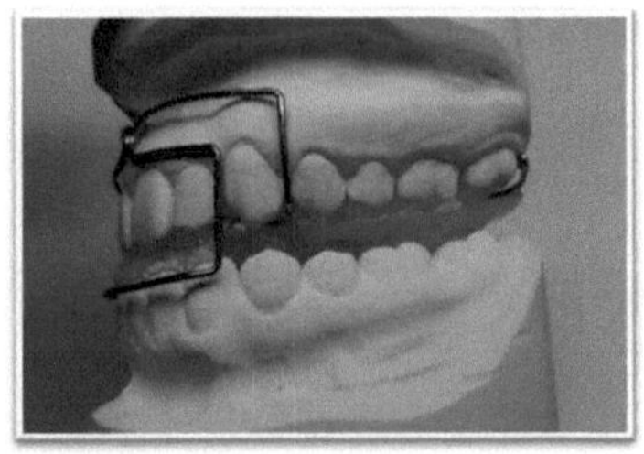

MODIFICAÇÃO DE WUNDERER PARA A MÁ OCLUSÃO DE CLASSE III (1971):

É um aparelho dividido horizontalmente com as partes superior e inferior ligadas por um parafuso que está embutido na porção mandibular. Quando o parafuso é aberto, faz com que a porção maxilar se desloque para a frente e um movimento posterior recíproco na porção mandibular.

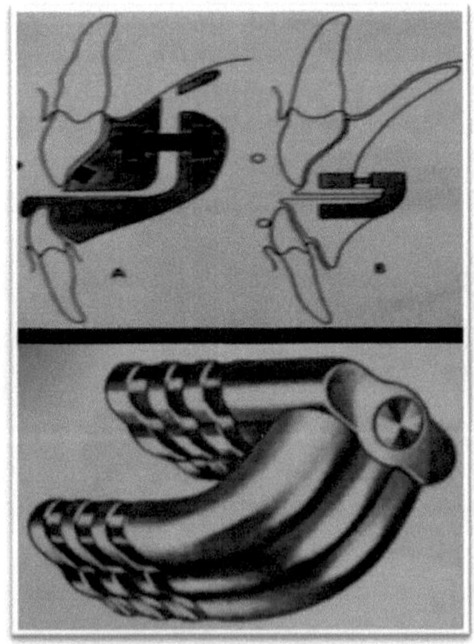

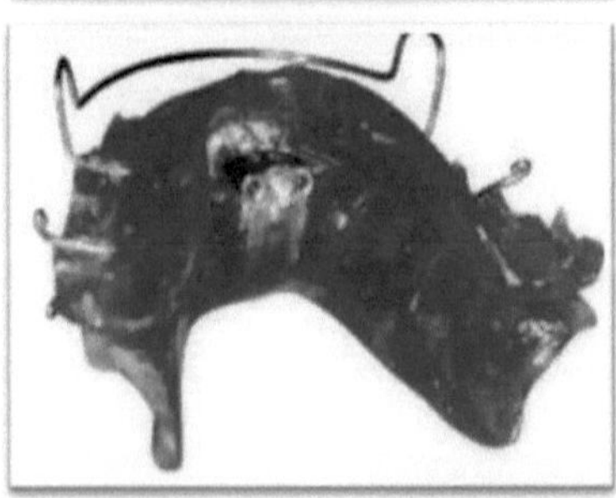

ACTIVADOR REDUZIDO OU CIBERNÉTICO DE SCHMUTH (1973):

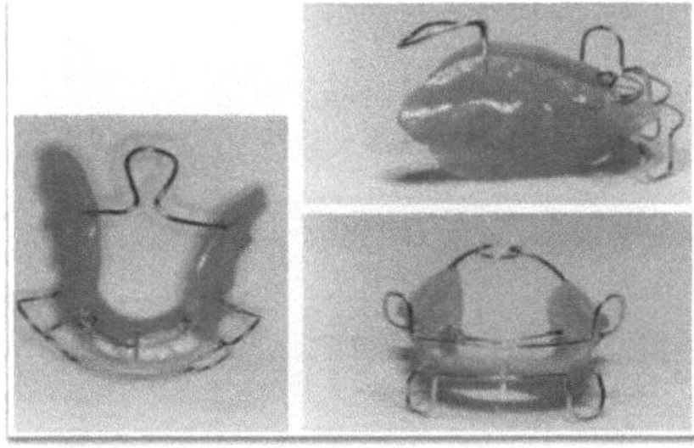

O Cybernator, semelhante ao bionator, tem uma parte acrílica reduzida na zona anterior do maxilar, deixando uma pequena aba de acrílico na vertente palatina. As duas partes são ligadas por um fio palatino em forma de ómega. A parte inferior do acrílico é dividida para permitir a expansão. O aparelho torna-se mais resistente através de um arco labial inferior.

ACTIVADOR SEM PALATO (1974):

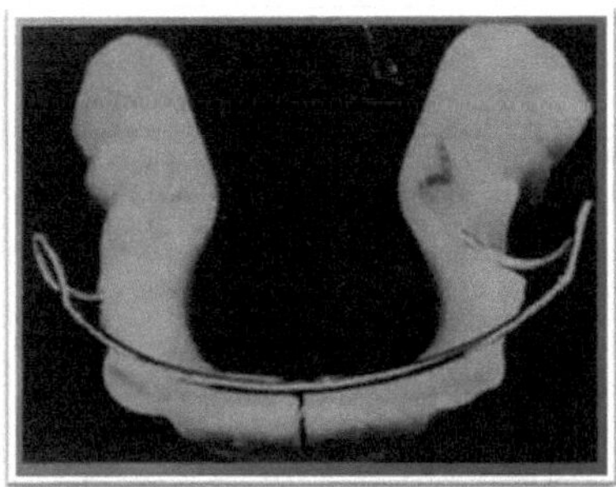

Esta modificação é dada por Metzelder, que combina as vantagens do bionator e do activator. A porção maxilar tem acrílico na face palatina dos dentes vestibulares e numa pequena parte da gengiva adjacente, enquanto o palato está livre. Na porção anterior estreita do aparelho, é incorporado um pequeno parafuso. As molas de protrusão podem ser adicionadas em casos de classe II div 2 para incisivos superiores com inclinação lingual. A porção mandibular é igual ao ativador normal. Devido ao aumento do tempo de uso, o sucesso deve ser maior com o ativador sem palato.

APARELHO COMBINADO DE ACTIVADOR/COLETE TEUSCHER-STOCKLI (1978):

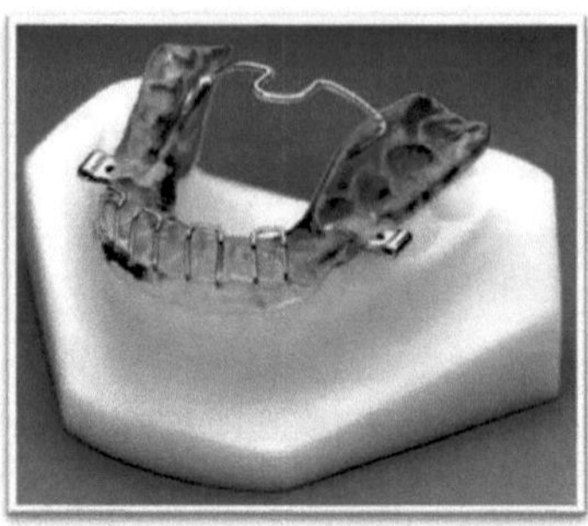

Trata-se de um ativador modificado em combinação com um aparelho extrabucal de tração alta. Foi concebido para evitar os efeitos prejudiciais do perfil das tracções cervicais durante o tratamento da má oclusão de classe II em indivíduos em crescimento. Ao nível do segundo pré-molar maxilar ou do primeiro molar, os tubos do aparelho extrabucal são incorporados no acrílico inter-oclusal.

ACTIVADOR VAN BEEK (1982):

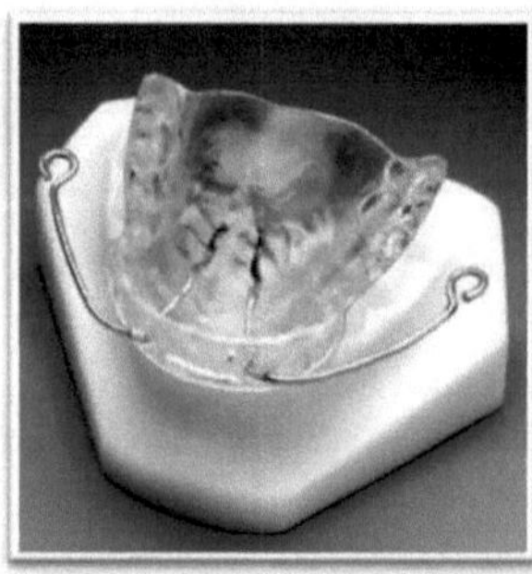

Aparelho combinado de arnês e ativador. Entre os incisivos, um arco exterior curto e forte é embutido no acrílico do ativador. Os incisivos superiores e inferiores são cobertos por acrílico. A posição mandibular é conseguida através de um rebordo lingual.

APARELHO DE PATÊNCIA NOCTURNA DAS VIAS RESPIRATÓRIAS (1987):

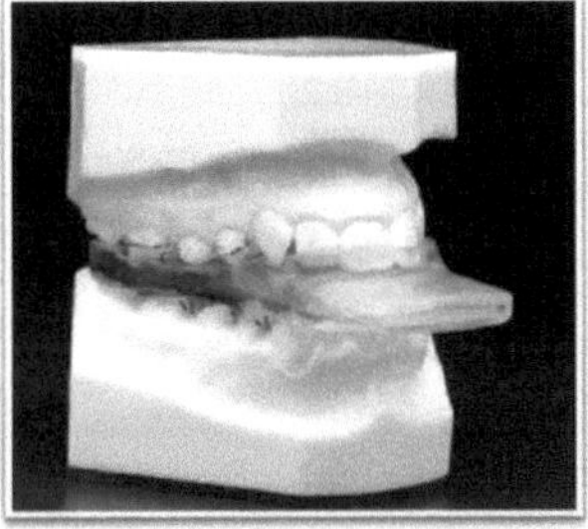

Concebido por Peter T George. O NAPA foi fabricado para manter a via aérea patente durante o sono, posicionando a língua mais anteriormente através da protrusão mandibular.

ACTIVADOR LEHMAN (1988):

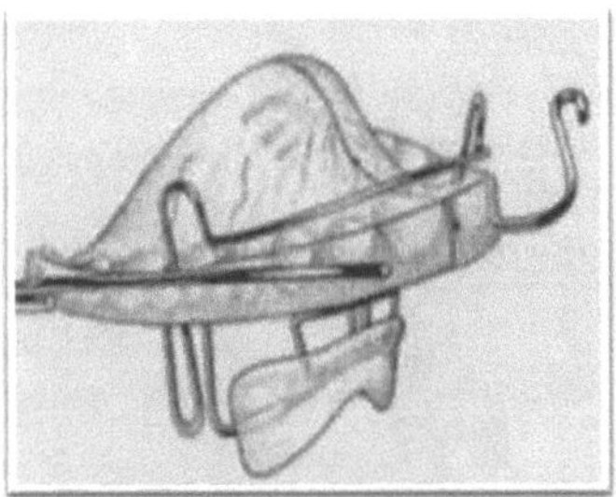

Trata-se de um aparelho combinado de ativador e aparelho extrabucal. O desenho é composto por uma placa acrílica maxilar à qual são fixados arcos exteriores rígidos e um escudo lingual mandibular. É também composto por dois parafusos de expansão (um anterior e outro posterior), através dos quais é possível uma expansão selectiva. Uma tira de cabeça é fixada aos arcos exteriores através da qual é aplicada a tração occipital. A placa maxilar e o escudo mandibular são ligados por meio de dois fios pesados em forma de S. Neste aparelho, o registo da mordida é feito em oclusão cêntrica.

DISPOSITIVO ACTIVADOR MAGNÉTICO (1993):

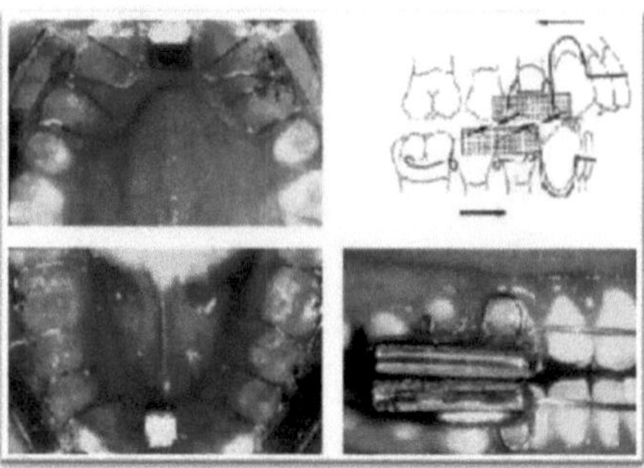

Desenvolvido por Dellinger, o aparelho magneticamente ativo. O dispositivo ativador magnético é o seguinte 1. MAD I: Correção do deslocamento lateral da mandíbula. 2. MAD II: Correção da má oclusão de classe II. 3. MAD III: Correção da má oclusão de Classe III. 4. MAD IV: Correção da mordida aberta.

ACTIVADOR ELÁSTICO PARA O TRATAMENTO DA MORDIDA ABERTA (1999):

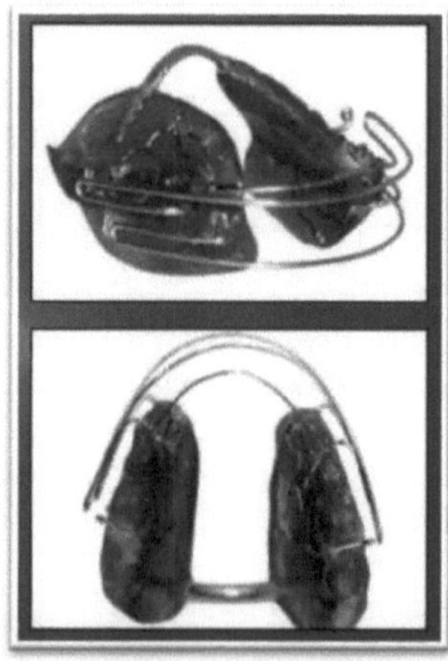

Neste tipo de modificação, o acrílico rígido intermaxilar é substituído por tubos de borracha elástica. O ativador elástico intrui os dentes posteriores superiores e inferiores, estimulando a ginástica ortopédica (efeito goma de mascar). Pode também ser utilizado para a eliminação de hábitos através da incorporação de berços.

ACTIVADORES ORTO T:

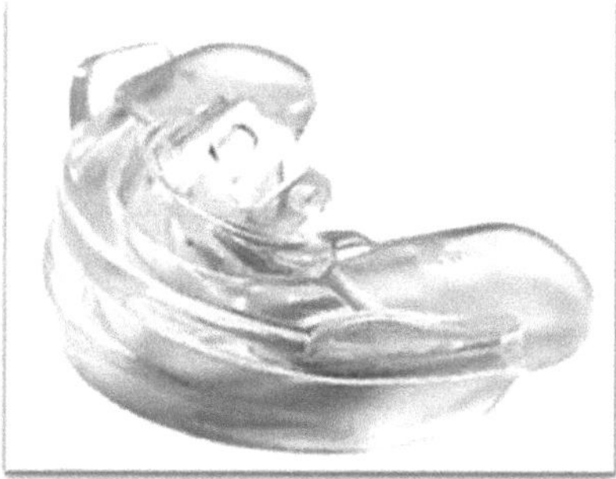

Este aparelho foi construído com material elastomérico. Trata-se de activadores pré-formados, utilizados no tratamento da dentição mista precoce a tardia. Estes aparelhos denominados EGAs (Eruptive Guidance Appliance) funcionam também como posicionadores e na correção de sobremordidas e apinhamentos ligeiros a moderados.

ACTIVADOR DE TEUCHER MODIFICADO (2006):

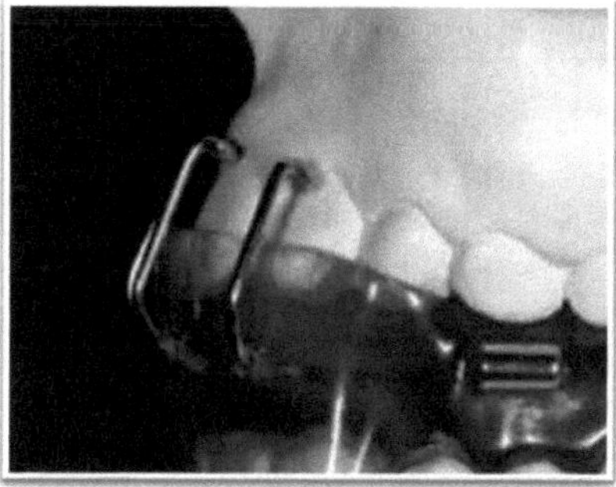

Trata-se de uma modificação do ativador de Teuscher, concebido principalmente para controlar a inclinação dos incisivos superiores. O tubo do aparelho extrabucal está presente na região pré-molar para a utilização do aparelho extrabucal de tração alta.

BIONATOR

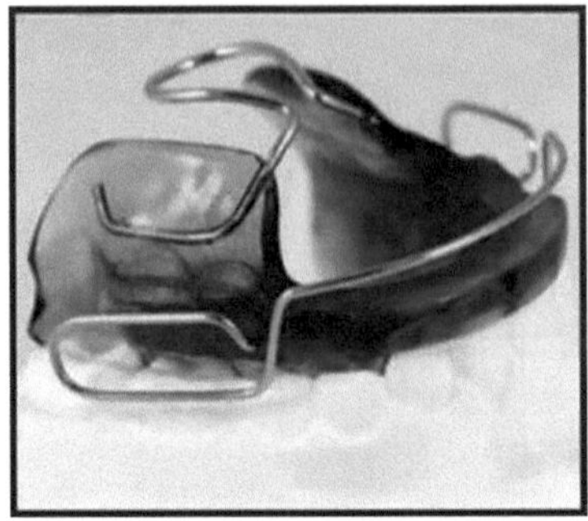

INTRODUÇÃO:

O Bionator foi desenvolvido por Balter no início dos anos 50 para ultrapassar o volume do ativador, a sua limitação ao uso noturno e a sua função mínima. Embora os princípios teóricos do aparelho de Balter se baseiem em Robin, Andersen e Haupl, é diferente do princípio do ativador. Kantorowicz chamou ao bionator "o esqueleto de um ativador do qual nada resta senão a encarnação nua do pensamento de Robin". Segundo Balter, o equilíbrio entre a língua e o músculo circum-oral é responsável pela forma das arcadas dentárias e pela intercuspidação. O espaço funcional da língua é essencial para o desenvolvimento normal do sistema orofacial. Esta hipótese apoia o conceito inicial de função e forma de Vander klaauw e, mais tarde, a teoria da matriz funcional de moss. Para Balter: a língua (como centro da atividade reflexa na cavidade oral) era o fator mais importante no tratamento. Uma descoordenação da função da língua pode levar a um crescimento anormal e a uma verdadeira deformação. A posição da língua deve ser considerada cuidadosamente no planeamento da terapia, porque é responsável por certos tipos de más oclusões. Por exemplo: a deslocação posterior da língua pode levar a uma má oclusão de classe II. O estreitamento das arcadas com o consequente apinhamento (arcada maxilar) resulta da diminuição da pressão externa durante o repouso postural e a função, em oposição às forças do mecanismo bucinador no exterior. A mordida aberta era a consequência da hiperatividade e da postura da língua para a frente. O objetivo do bionator era estabelecer uma boa coordenação funcional e eliminar estas aberrações deformantes e restritivas do crescimento.[17]

PRINCÍPIO DO TRATAMENTO:

O princípio do tratamento com o bionator não consiste em ativar os músculos, mas sim em modular a atividade muscular, melhorando assim o desenvolvimento normal do padrão de crescimento inerente e eliminando factores ambientais anormais e potencialmente deformadores.

A atividade reflexa miotática com contração muscular isotónica é estimulada e o aparelho solto funciona com energia cinética. O arco labial e a barra palatina influenciam diretamente o comportamento dos lábios e da língua. O aparelho pode criar alterações dentoalveolares sagitais e verticais com determinados hábitos de sucção. As principais considerações para influenciar a função da língua, com o início da função normal, ocorrem então as alterações desejadas.

OBJECTIVO DO TRATAMENTO:

Eire resume o objetivo do tratamento de Balter como: - Na área labial, a eliminação da armadilha labial e da relação anormal entre os lábios e os dentes incisivos. A eliminação dos danos na mucosa causados pela mordida profunda traumática.
A correção da retrusão mandibular e da má posição da língua associada.

A obtenção de um plano oclusal correto, se necessário, através da despistagem da musculatura intrusiva da língua e da bochecha.

INDICAÇÃO:[19]

- O tratamento das más oclusões de Classe II, divisão 1, na dentição mista com o bionator standard está indicado nas seguintes condições
- As arcadas dentárias estão originalmente bem alinhadas.
- A mandíbula está numa posição posterior (isto é, retrusão funcional).
- A discrepância esquelética não é demasiado grave.
- Inclinação labial dos incisivos superiores
- Má oclusão de Classe III onde pode ser utilizado o bionator invertido.
- Casos de mordida aberta em que pode ser utilizado um bionator de mordida aberta.

Jonathan R. Weinbach e Richard J. Smith observaram radiografias cefalométricas laterais de 39 pacientes que foram tratados com um bionator de mordida aberta, também conhecido como "bionator para fechar a mordida". As comparações dos valores cefalométricos pré-tratamento com os padrões publicados indicam que os clínicos geralmente não usam este aparelho para pacientes que têm uma dimensão vertical anterior excessiva. Pelo contrário, os casos parecem ser de Classe II com mordidas abertas anteriores ligeiras ou com alguma indicação de tendência para mordidas abertas. As mudanças nos valores cefalométricos durante o tratamento com o aparelho foram comparadas com os padrões normais de crescimento. Os pacientes apresentaram uma redução na convexidade facial e no overjet, redução na erupção dos molares superiores e um aumento na altura facial menor do que o esperado. O aparelho parece ser eficaz para a correção da Classe II em pacientes que necessitam de controlar ou melhorar a dimensão vertical moderadamente excessiva. [37]

CONTRA-INDICAÇÃO:

- Relação de classe II causada por prognatismo maxilar.
- Um padrão de crescimento vertical está presente
- A inclinação labial dos incisivos inferiores é evidente.
- Apinhamento anterior

VANTAGEM DO APARELHO BIONATOR:

O aparelho exerce uma influência constante sobre a língua e os músculos periorais, devido ao efeito de triagem do arco labial e das suas extensões laterais. Como as forças musculares externas e internas desfavoráveis são impedidas de exercer efeitos indesejáveis e restritivos sobre a dentição e as estruturas de suporte durante mais tempo, a ação do bionator é mais rápida do que a do ativador clássico. O uso constante resulta num ajuste sagital mais rápido da musculatura à postura mandibular para a frente, uma vez que a mandíbula se retrai apenas durante a alimentação (ou numa pequena percentagem do tempo).

DESVANTAGEM DO APARELHO BIONATOR:

Dificuldade em gerir corretamente o aparelho, ou seja, requisitos simultâneos de estabilização do aparelho e de desgaste seletivo para orientação da erupção. A normalização da função só pode ocorrer se o padrão de crescimento inerente for normal em primeiro lugar, sem influências ambientais que impeçam a realização desse padrão. No caso de distúrbios esqueléticos, no entanto, a eficácia do bionator de Balter é muito limitada, como acontece com qualquer aparelho funcional.

TIPOS DE BIONATOR:[19,28]

Existem três tipos de bionator:

1. Aparelho padrão - utilizado para corrigir a má oclusão de classe II divisão 1.
2. Aparelho de rastreio - utilizado para a eliminação da atividade anormal da língua em casos de mordida aberta.
3. Aparelho invertido - utilizado para o tratamento da má oclusão de classe III.

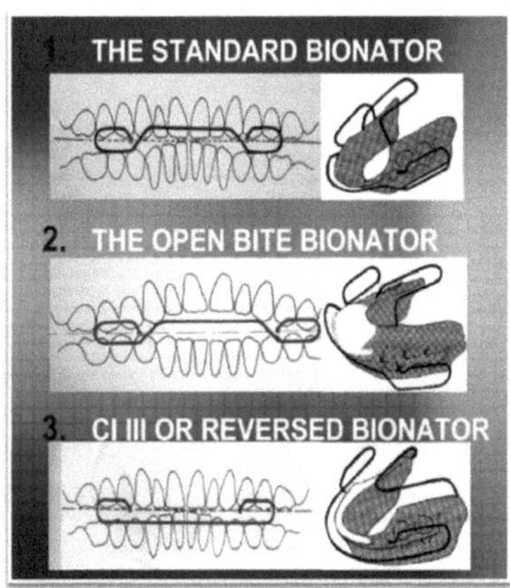

FABRICAÇÃO:

Mordida de construção: Esta é feita em contacto incisivo a incisivo, se possível. Em caso de sobressaliência grave, é aconselhado um avanço fascado ou incremental.

Componente acrílico:

O bloco de acrílico tem uma extensão e espessura mínimas de modo a não invadir o espaço da língua. O acrílico começa na distal do canino superior até 2-3 mm atrás dos primeiros molares. Cobre apenas 2 a 3 mm de mucosa acima das margens gengivais dos dentes superiores e inferiores da bochecha, que são unidos pelo bloco acrílico interoclusal. Este estende-se por metade da superfície oclusal dos dentes.

Componentes do fio:

Arco palatino:

A arcada palatina é feita rigidamente com fio de 1,2 mm. Este origina-se perto da incisura do primeiro pré-molar do canino superior. A partir daí, eleva-se verticalmente até à abóbada do palato. Aproximadamente na linha que une os centros dos primeiros pré-molares ou dos primeiros molares decíduos, vira-se para distal, formando a alça palatina. Estende-se até à linha que une as faces distais do primeiro molar permanente.

A ansa tem a forma de um ovo, é horizontal e está afastada 1 mm da mucosa. Está adaptada para seguir os contornos do palato. O objetivo do arco palatino é: estabilizar o aparelho e encorajar a língua e a mandíbula a adaptarem-se a uma postura mais anterior. O arco palatino não deve ser ativado. **Arco vestibular:**

O arco vestibular é feito de fio de 0,9 mm. A porção labial do arco vestibular tem uma forma ideal. Não deve tocar na superfície dos dentes incisivos. Na distal do incisivo lateral, o fio dobra-se para baixo e para distal, formando a ansa bucinadora. A ansa bucinadora corre ao longo do meio das coroas dos dentes posteriores, ficando a 3 mm de distância da superfície do dente. O objetivo da ansa bucinadora é impedir que as pressões da bochecha actuem sobre os segmentos vestibulares, o que causa a expansão passiva da arcada. A ansa do bucinador estende-se até à fenda entre o segundo molar decíduo e o primeiro molar permanente da arcada maxilar. A partir daqui, faz uma curva arredondada de 90° e segue ao longo das coroas até à incisura entre o canino e o primeiro molar ou pré-molar decíduo. Aqui é ancorado ao acrílico.

1. APARELHO NORMALIZADO:

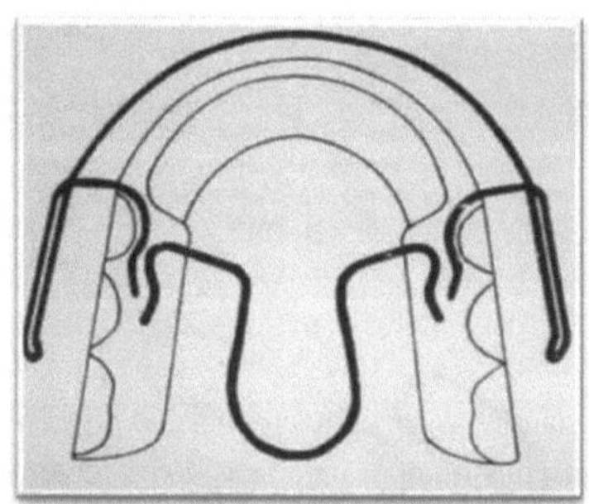

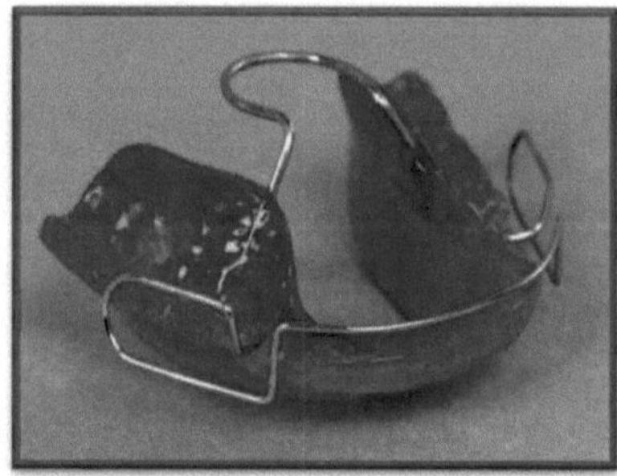

Consiste numa placa lingual inferior em acrílico em forma de ferradura que se estende desde a distal do último molar erupcionado até ao ponto correspondente do outro lado. Para a arcada superior, o aparelho tem apenas extensões linguais posteriores que cobrem o molar e pré-molares. A porção anterior é aberta de canino a canino. A porção anterior superior é mantida livre para evitar a interferência com a função da língua. No entanto, a função da língua é controlada pela relação de contacto incisal borda a borda, não deixando espaço para a atividade de impulso.

A função e a postura dos lábios e das bochechas são orientadas por duas estruturas de arame, o arco palatino e o arame vestibular. O arco palatino é feito de fio de aço inoxidável duro com 1,2 mm de diâmetro. Emerge dos bordos superiores dos flanges acrílicos linguais na área média dos primeiros molares decíduos. A barra palatina encontra-se a aproximadamente 1 mm de distância da mucosa palatina e estende-se distalmente até à linha trans palatina entre a porção distal do primeiro molar permanente superior para formar uma ansa oval, dirigida posteriormente, que se reinsere no lado oposto. A barra transpalatina estabiliza o aparelho e, simultaneamente, orienta a língua e a mandíbula anteriormente para alcançar uma relação de classe I. A orientação da língua para a frente, segundo Balters, é conseguida através da estimulação da sua superfície dorsal com a barra palatina. O fio vestibular tem 0,9 mm de diâmetro. Sai do acrílico abaixo do ponto de contacto entre o canino superior e o primeiro pré-molar. O fio vestibular sobe verticalmente e é depois dobrado num ângulo reto para ir para distal ao longo do meio das coroas dos pré-molares superiores.

Um pouco antes do ponto de contacto mesial do primeiro molar, o fio é moldado numa curva redonda em direção à arcada dentária inferior. O fio, mantendo um nível constante na altura das papilas, segue paralelamente a porção superior anteriormente ao canino mandibular. A porção labial do fio vestibular é mantida afastada da superfície dos incisivos pela espessura de uma folha de papel. As porções laterais estão suficientemente afastadas dos pré-molares para permitir a expansão da arcada dentária, mas não o suficiente para causar desconforto nas bochechas. No decurso do tratamento, isto deve manter os incisivos na vertical, proporcionar espaço para eles quando a arcada dentária for alargada lateral e sagitalmente e provavelmente influenciar o desenvolvimento na região da base apical.

A parte anterior do fio vestibular é designada por fio labial, enquanto as partes laterais são designadas por dobras bucinadoras.

As curvas do bucinador têm dois objectivos de tratamento

• Mantêm afastado o tecido mole das bochechas, que normalmente é atraído para o espaço inter-oclusal. Ao manter as bochechas afastadas, a mordida pode ser nivelada e a erupção prosseguirá nos segmentos vestibulares.

• De facto, deslocam lateralmente a superfície da cápsula orobucal (as bochechas), aumentando o espaço bucal em virtude do posicionamento da mandíbula para a frente, que relaxa a musculatura enquanto o fio vestibular a mantém afastada da mucosa alveolar. Considera-se que a remoção dessa influência inibitória favorecerá a expansão ou o desenvolvimento transversal da dentição maxilar. Frankel defende que estes objectivos são alcançáveis. Também a investigação em primatas efectuada por Graber valida a premissa. Este aparelho é utilizado para o tratamento da má oclusão de classe 1, com o objetivo de corrigir a posição para trás da língua e as suas consequências.

2. BIONATOR INVERTIDO DE CLASSE III (OU):

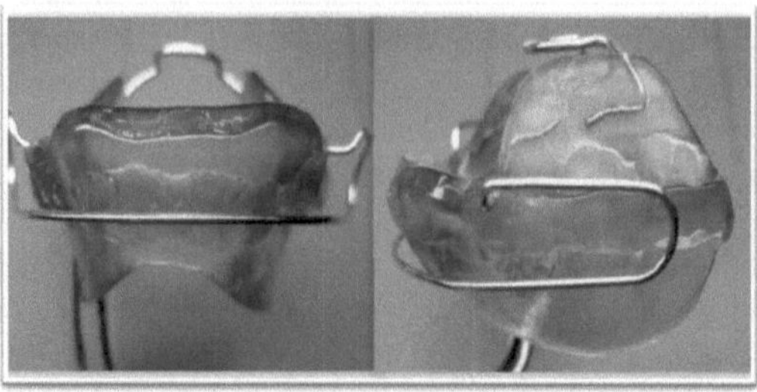

O bionator invertido é utilizado para favorecer o desenvolvimento da maxila. A mordida de construção é efectuada na posição mais retruída possível, tal como é feito com o regulador de Frankel, para permitir o movimento labial dos incisivos superiores e simultaneamente exercer um ligeiro efeito restritivo na arcada inferior. Para o efeito, a mordida é aberta cerca de 2 mm do espaço interincisal. A porção acrílica inferior é alargada incisalmente de canino a canino. A extensão é posicionada atrás dos incisivos superiores, que são estimulados a deslizar anteriormente ao longo do plano inclinado resultante. O acrílico é cortado atrás dos incisivos inferiores cerca de 1 mm para evitar a inclinação dos incisivos inferiores para vestibular. A configuração da barra palatina corre para a frente em vez de para trás, com o laço a estender-se até aos pré-molares. A partir deste ponto, o fio estende-se para trás até à margem superior do acrílico, posterior à superfície distal do primeiro molar permanente. A língua é supostamente estimulada a permanecer numa posição retraída no seu espaço funcional adequado. O arco labial passa em frente aos incisivos inferiores e não em frente aos incisivos superiores (como no aparelho padrão). O fio toca ligeiramente nas superfícies labiais ou fica afastado a uma distância da espessura de uma folha de papel.

3. APARELHO DE MORDIDA ABERTA:

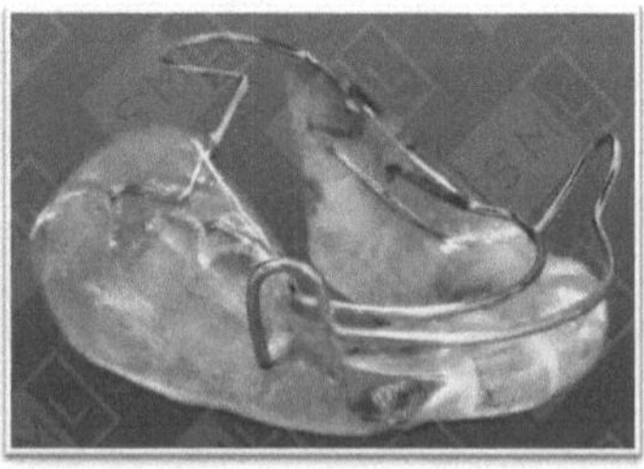

O aparelho de mordida aberta é utilizado para inibir a postura anormal e a função da língua. A mordida de construção é tão baixa quanto possível, mas uma ligeira abertura permite o interposicionamento de blocos de mordida posteriores em acrílico para os dentes posteriores, para evitar a sua extrusão. Para inibir os movimentos da língua, a porção acrílica da parte lingual inferior estende-se para a região dos incisivos superiores como um escudo lingual, fechando o espaço anterior sem tocar na arcada superior. A barra palatina tem a mesma configuração que o aparelho padrão com o objetivo de mover a língua para uma posição posterior.

FIXAÇÃO DO APARELHO:

Devido ao volume, volume e extensão do aparelho reduzido, existem requisitos especiais para a ancoragem. Algumas porções de acrílico do aparelho são utilizadas como ancoragem para o aparelho, outras podem ser esmeriladas conforme necessário para afetar o estímulo desejado para o movimento dentário. **As áreas onde a ancoragem é obtida são:**

Margens incisais dos incisivos inferiores, estendendo o acrílico sobre a margem incisal como uma tampa. Áreas de carga, porque as cúspides dos dentes encaixam nas respectivas ranhuras no acrílico.

Os molares decíduos, que podem sempre ser utilizados como dentes de ancoragem.

Áreas edêntulas, após a perda prematura dos molares decíduos. Nariz nos espaços interdentários superior e inferior.

Arco labial que, se colocado corretamente, impede a deslocação posterior do aparelho.

TRIMING:

O método de corte ou de trituração selectiva no bionator é semelhante ao utilizado no ativador, sendo aqui descritas apenas as principais diferenças:

Para permitir a extrusão dos dentes posteriores, deixa-se sempre algum acrílico interdentalmente ao nível do plano oclusal (articular), formando o chamado leito dentário. As regiões dos molares superiores e inferiores devem ser aparadas primeiro. De seguida, os pré-molares inferiores são aparados enquanto os molares são carregados. Finalmente, os pré-molares superiores são estimulados enquanto os pré-molares e molares inferiores são carregados. Deve ter-se o cuidado de assegurar que as superfícies acrílicas linguais não interferem com a erupção.

As projecções de acrílico entre os dentes (os narizes) são deixadas intactas ou substituídas por acrílico autopolimerizável. As suas funções são semelhantes às das esporas estabilizadoras do ativador convencional - exercem uma influência distalizadora sobre os primeiros molares permanentes. Em vez dos narizes, podem ser utilizados fios-guia de 0,8 a 0,9 mm. Estes são fabricados em aço inoxidável, tal como o ativador. Os fios-guia são especialmente importantes se for necessário abrir espaço ou se

O tratamento foi iniciado com força extra-oral. Os narizes nas áreas dos molares inferiores devem ser bem definidos para evitar que a mandíbula caia para trás.

As superfícies oclusais do bionator são aparadas para facilitar o movimento transversal. No entanto, ao fechar, as pontas das cúspides devem permanecer em contacto com o leito dentário. Nos casos de mordida aberta, os dentes posteriores são totalmente carregados para a intrusão.

DURAÇÃO DO DESGASTE:

Para maximizar os efeitos benéficos, o bionator deve ser usado dia e noite, ou seja, um funcionamento anterior contínuo provoca uma resposta muscular mais rápida do que um funcionamento descontínuo.

EFEITOS DENTOFACIAIS:

- Diminuição da convexidade do esqueleto
- Aumento da altura da face anterior e posterior
- Redução do excesso de jato e de mordedura
- Diminuição da convexidade facial
- Desenrolamento e aumento do comprimento do lábio inferior
- Efeito mínimo no lábio inferior

Estudo realizado por Luciana para avaliar as alterações esqueléticas e de tecidos moles a longo prazo induzidas pelo bionator em indivíduos classe II. A amostra de tratamento foi composta por 20 pacientes classe II tratados consecutivamente com o bionator. A amostra foi avaliada em T1, início do tratamento; T2, final do tratamento e T3, observação a longo prazo. [38]

A idade média no início do tratamento foi de 10 anos e 2 meses, no pós-tratamento, 12 anos e 4 meses (T2) e no acompanhamento a longo prazo, 18 anos e 11 meses (CS6). O grupo de controlo era constituído por 20 indivíduos com maloclusões de classe II não tratadas. Os cefalogramas laterais foram analisados nos três pontos de tempo para todos os grupos. O grupo do bionator apresentou alterações significativas e favoráveis em T1-T2 a nível esquelético e dentoalveolar. A dimensão vertical foi aumentada. Foram também avaliadas alterações significativas nos tecidos moles. O grupo tratado apresentou uma melhoria final no pogónio dos tecidos moles. Foram observadas alterações mandibulares significativas no grupo tratado, aumento do comprimento mandibular em comparação com os controlos de classe II não tratados. Concluíram que o tratamento com bionator da má oclusão de classe II mantém resultados favoráveis a longo prazo com uma combinação de alterações esqueléticas, dentoalveolares e dos tecidos moles.

MODIFICAÇÕES DO BIONATOR:

TERAPIA BIO-M-S:

Erich e Annete fleischer efectuaram as modificações no design clássico do bionator. O corpo acrílico do bionator é reduzido em tamanho, estendendo-se menos ao longo dos processos alveolares do que no desenho original. O arco labial único original com a ansa do bucinador já não é utilizado. A sua função foi dividida num arco labial bucal maxilar e num arco mandibular separado. A barra transpalatina abre-se na direção distal, tal como utilizado na construção convencional do bionator de classe III. A ancoragem sagital é reforçada com esporões de arame, localizados mesialmente aos primeiros molares ou caninos superiores, e algumas vezes mesialmente aos primeiros pré-molares. Dependendo do tipo de má-oclusão, uma modificação adicional foi concebida pela incorporação de um plano de mordida oclusal metálico no bionator para facilitar o plano oclusal que serve para normalizar a posição vertical dos dentes, nivelando a curva de spee através da erupção dos dentes posteriores, enquanto os dentes anteriores são impedidos de erupcionar. Dependendo do objetivo do tratamento, o bionator é utilizado com ou sem este plano de mordida.

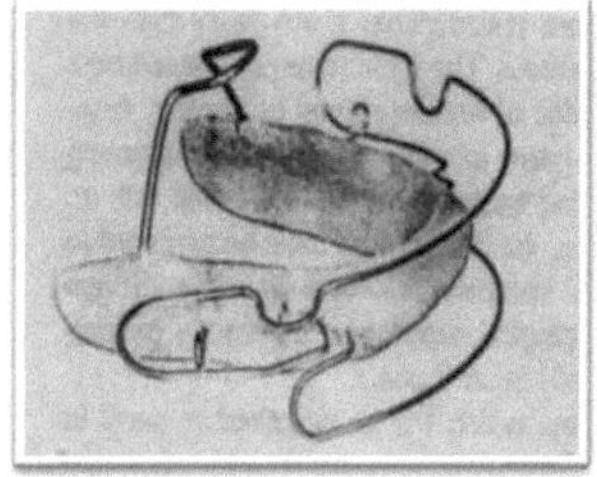

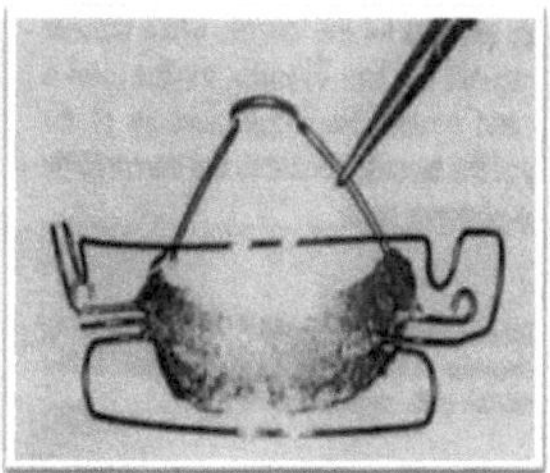

Indicações:

• Em pacientes em crescimento ativo com más oclusões de classe II divisão 1 ou divisão 2.

• A má oclusão de classe I, o bionator pode ser utilizado eficazmente para a correção de sobremordida profunda e mordida cruzada dos incisivos (pseudo classe III).

• As más oclusões de Classe I que respondem favoravelmente ao tratamento com bionator têm origem em hábitos como a sucção labial, a interposição de lábios e língua ou a mordedura das bochechas.

Contraindicação:

• A falta de espaço disponível para o alinhamento dos dentes é uma contraindicação para o sucesso.

APARELHO FUNCIONAL ELÁSTICO:

O OSA (OPEN SEMIFLEXIBLE ACTIVATOR) é um bionator modificado que incorpora os princípios desenvolvidos por Bimler, Klammt, Stockfish e Woodside. É um aparelho funcional miodinâmico composto, com uma estrutura rígida de resina acrílica e fios de aço inoxidável ligados a almofadas oclusais elastoméricas. O aparelho facilita a realização dos principais objectivos da terapia funcional - controlar a postura e a função da língua e afastar a musculatura perioral das arcadas dentárias. É particularmente útil no tratamento precoce da mordida aberta esquelética e dos músculos mastigatórios hipotónicos. Com base nos relatórios de Klammt sobre o seu Elastic Open Activator, Aurelio Levrini decidiu dividir o OSA ao longo da linha média. Assim, os únicos elementos de ligação são o arco palatino e o arco vestibular. O arco pode ser ativado simplesmente achatando a curva do fio, acrescentando a expansão mecânica das arcadas dentárias à expansão funcional produzida pela atividade muscular. A divisão permite a exploração máxima das forças musculares, mesmo no plano horizontal, como demonstrado por Bimler. Embora a filosofia original de Balter tenha sido mantida, o OSA é mais elástico, e a sua espessura oclusal pode ser variada de acordo com a situação clínica. Se a espessura oclusal for superior a 3-4 mm, devem ser adicionados dois laços de arame de 0,028" ao lado palatino do acrílico para evitar o impulso anterior da língua.

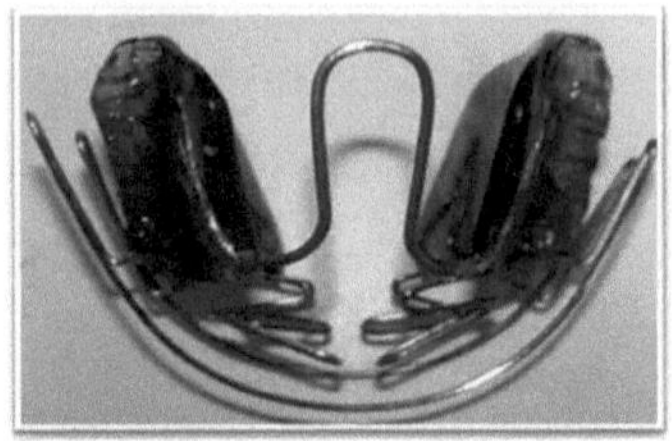

APARELHO FRANKEL / REGULADOR FUNCIONAL:

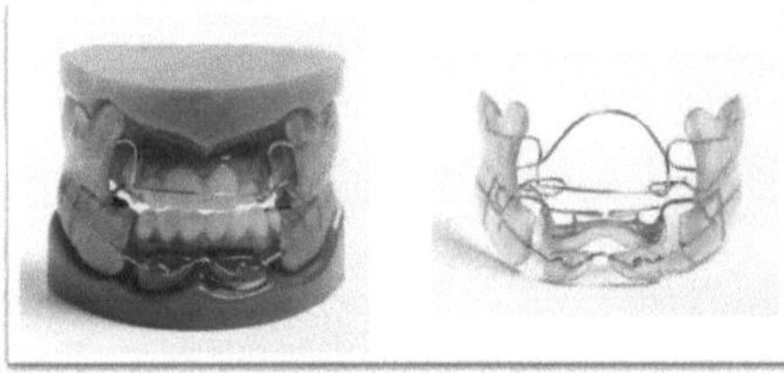

Foi desenvolvido por Rolf Frankel, da Alemanha de Leste, em 1966.[28]

A ação do Frankel Regulator destina-se a alterar ou regular o ambiente muscular da face e dos dentes para esticar a musculatura facial até à dimensão normal, impedir a atividade anormal dos lábios, da língua e das bochechas e, assim, permitir o desenvolvimento dos maxilares e dos dentes nos três planos. Este aparelho funcional, passivo em si mesmo, desempenha um papel de mediador entre os músculos orofaciais e as estruturas esquelético-dentoalveolares do maxilar e da mandíbula. Frankel acredita que o músculo e o tecido activos (mecanismo bucinador e complexo orbicularis oris) têm um potencial efeito restritivo no desenvolvimento externo das arcadas dentárias, que impede a realização total do padrão ótimo de crescimento e desenvolvimento.

Frankel concebe as suas construções vestibulares como uma matriz artificial do "dever ser" que permite aos músculos exercitarem-se e adaptarem-se. O aparelho de Frankel é um dispositivo de exercício que estimula a função normal, eliminando a armadilha labial, o mental hiperativo e a ação aberrante do bucinador e do orbicular.

CONCEPÇÃO DO APARELHO:[39]

As 4 variações básicas do aparelho (Ralf e Christine Frankel (1989) FR I - má oclusão de Classe I e Classe II div 1.

a- Casos de mordedura profunda de classe I

b- Casos de classe II div 1 - sobressaliência <5 mm

c- Casos de classe II div 1 - sobressaliência >7 mm

FR II - Classe II, divisão 1, classe II, divisão 2 FR III - Casos da classe III
FR IV - Casos de mordedura aberta

FR V - Excesso maxilar vertical + mandibular alto

FR I:[40]

Foi desenvolvido por Frankel em 1967. O seu método de ação baseia-se em princípios ortopédicos que consideram o exercício muscular como um fator importante no desenvolvimento ósseo (Bishara, Ziaja 1989). Diferencia-se de outros aparelhos funcionais por protruir a mandíbula, idealmente sem entrar em contacto com nenhum dente mandibular, e por provocar um aumento das bases apicais e das larguras das arcadas maxilar e mandibular.

FR I a:

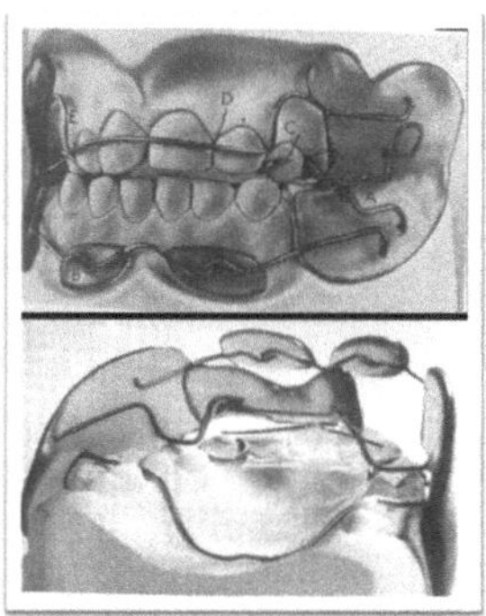

Frankel recomenda a sua utilização para casos de mordida profunda de Classe I com incisivos maxilares protruídos e mandibulares retruídos. As alças dos caninos superiores projectam-se da parte lingual do escudo para o encaixe do primeiro molar canino-decíduo, envolvendo a lingual dos caninos e terminando na sua superfície vestibular. Ajudam a ancorar o aparelho no maxilar e a guiar a erupção dos caninos no seu lugar.
Também exercem uma ligeira pressão distal sobre os primeiros molares decíduos para evitar que estes dentes avancem. Apresenta um arco lingual com anéis em U que se estendem até ao pavimento da boca para se ajustarem ao tecido lingual por baixo dos incisivos. Os escudos vestibulares, as almofadas labiais funcionam eliminando a atividade muscular perioral anormal, particularmente do músculo mentalis hiperativo e potencialmente deformador.

FR I b:

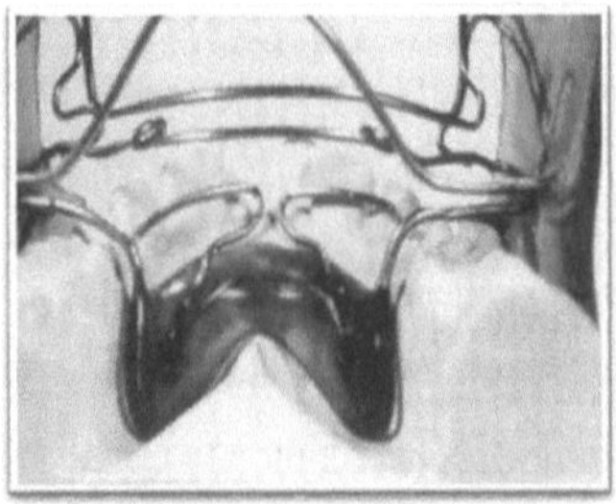

O FR Ib substituiu largamente o FR Ia. A almofada acrílica lingual pode substituir o arco lingual com ansa em U, como se vê em FR1a. Em vez de um único fio que atravessa as superfícies linguais dos incisivos inferiores, duas molas passivas recurvadas repousam suavemente acima da cíngula.

Frankel sugere o uso deste aparelho em más oclusões de Classe II, divisão I, com mordida profunda e overjet que não exceda 7 mm. O prognóstico com o FR Ib é melhor se os molares não ultrapassarem uma relação cúspide sagital de ponta a ponta.

A construção é mais simples do que para a 1a, e os pacientes habituam-se geralmente mais facilmente à almofada acrílica lingual do que aos anéis em U

Obtenção de moldes: a obtenção de moldes com a FR Ib é fundamental, porque os moldes devem reproduzir todo o processo alveolar até à profundidade do sulco, incluindo as tuberosidades maxilares. A consistência do material de moldagem deve permitir um rolo periférico bom mas fino, deslocando o tecido suavemente e reproduzindo as ligações musculares

Mordida de construção: O equilíbrio entre os músculos protractor e retractor não deve ser perturbado. Frankel recomenda atualmente que a construção seja tal que a mandíbula não se mova mais para a frente do que 2,5 a 3 mm.

A principal diretriz é o teste VTO realizado durante a avaliação clínica.

A mandíbula pode ser movida para uma relação incisal de borda a borda se o overjet for inferior a 5 mm. Se for superior a 5 mm, a mandíbula é movida por etapas. A abertura vertical deve ser adequada para permitir a passagem dos fios cruzados através do espaço interoclusal. Geralmente, o contacto interincisal determina a abertura vertical.

Frankel acredita que vários avanços do aparelho em incrementos é a melhor maneira de maximizar a resposta fisiológica. Ele recomenda que a mordida seja adiantada 2-3mm a cada 4 ou 5 meses.

Elementos de fio do FRI b: Os fios situados no vestíbulo que não estão cobertos por acrílico devem estar a 1,5 a 2 mm da mucosa alveolar. No aspeto lingual, os fios devem estar a 1 a 2 mm da mucosa e do palato.

Fio de suporte lingual inferior: O elemento de fio de reforço horizontal segue os contornos da base apical lingual a aproximadamente 1 ou 2 mm da mucosa e 3 a 4 mm abaixo da margem gengival lingual dos incisivos para permitir a adição de acrílico para a almofada. Os fios cruzados passam entre as superfícies oclusais no espaço entre os primeiros e segundos molares decíduos (ou primeiros e segundos pré-molares), evitando o contacto com os dentes superiores e inferiores e ficando embutidos no escudo vestibular.

Molas linguais inferiores: Os fios de mola recurvados de 0,8 mm (0,028 polegadas) são contornados para as superfícies linguais dos incisivos inferiores logo acima da cíngula, com as extremidades livres cerca de 3 mm abaixo das margens incisais. Se não forem passivos, podem inclinar os incisivos inferiores para labial

Fios labiais inferiores: Estes fios de 0,9 mm servem de esqueleto para as almofadas do lábio inferior. Frankel prefere três fios para esta unidade: 2 fios laterais, 1 fio médio

Os fios laterais emergem dos escudos vestibulares numa direção ligeiramente inferior, a cerca de 7 mm da margem gengival, e seguem o contorno da mucosa a cerca de 1 mm de distância e à volta da incisura lateral do incisivo. O fio médio é dobrado na forma de um V invertido para evitar o impacto na fixação do músculo labial.

Arco palatino: O arco palatino de 1 mm de espessura tem uma curva ligeiramente posterior que proporciona um comprimento extra de fio para facilitar o ajuste para uma ligeira expansão lateral. Isto é necessário se a área alveolodentária se desenvolver transversalmente e começar a contactar o escudo bucal. O fio faz um laço no escudo vestibular e emerge para se situar entre as cúspides vestibulares do primeiro molar superior, terminando na fossa como apoios oclusais.

Arco Labial Maxilar: O arco labial maxilar de O.9mm situa-se no meio das superfícies labiais dos incisivos e depois curva-se suavemente em direção ao sulco entre os incisivos caninos e laterais, atravessando o terço médio da raiz do canino a 2mm da superfície da mucosa. Esta configuração permite a erupção e a expansão. Não provoca a inclinação lingual dos incisivos superiores, uma vez que o aparelho se soltará e perderá a sua eficácia máxima.

Alças dos caninos: as alças envolvem as superfícies linguais dos caninos e emergem labialmente nas embrasures, curvando-se distalmente sobre as embrasures dos incisivos canino-laterais, curvando-se distalmente sobre as cúspides dos caninos.

FR 1c:

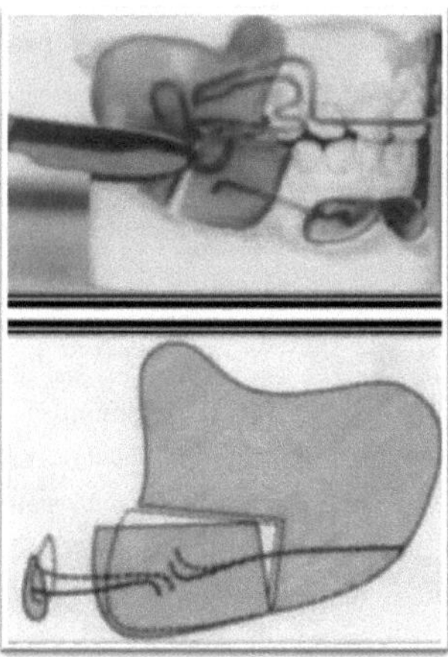

Utilizado para a má oclusão de Classe II, divisão 1, mais grave, em pacientes com overjets superiores a 7 mm e displasia sagital que excede uma relação cúspide de extremo a extremo.

(jco 1983
diag vol 18 página617)
Elimina a necessidade de um novo aparelho quando o avanço é efectuado passo a passo.
Os escudos vestibulares são divididos horizontalmente e verticalmente em duas partes. A parte anteroinferior contém o fio para a almofada de pressão acrílica lingual e as almofadas para o lábio inferior.
A fenda vertical é aberta com uma faca de escritório até à posição desejada com um avanço de 2-3 mm e preenchida com acrílico de cura a frio e polida.

Também devido ao maior avanço mandibular, o escudo bucal póstero-inferior pode irritar o sulco e requerer um corte. Isto é raramente utilizado atualmente, uma vez que o FR1b e o FRII podem ser modificados da mesma forma com cortes horizontais e verticais.

FRII:

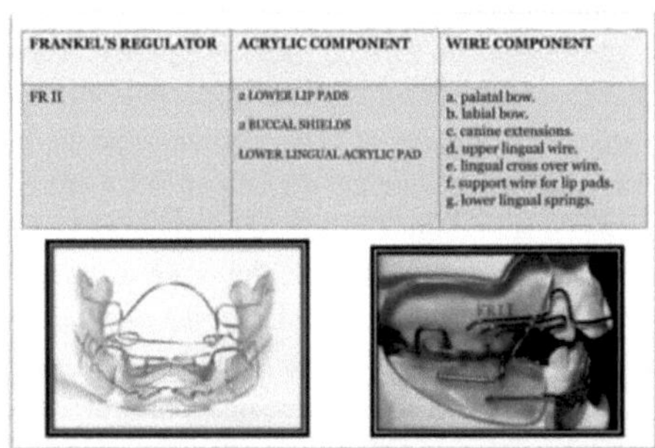

FRANKEL'S REGULATOR	ACRYLIC COMPONENT	WIRE COMPONENT
FR II	2 LOWER LIP PADS 2 BUCCAL SHIELDS LOWER LINGUAL ACRYLIC PAD	a. palatal bow. b. labial bow. c. canine extensions. d. upper lingual wire. e. lingual cross over wire. f. support wire for lip pads. g. lower lingual springs.

Frankel tem usado o FR II principalmente para más oclusões de Classe II, divisão 2. Cada vez mais os seus discípulos estão a utilizá-lo para pacientes de Classe II, divisão 1. 80 a 90% de todos os aparelhos Frankel atualmente fabricados nos Estados Unidos são do tipo FR II. Isso se deve ao fato de que alguns clínicos relatam que a alça do canino FRI pode interferir na erupção dos caninos permanentes.
De qualquer forma, sugere-se o alinhamento rotineiro dos dentes anteriores superiores na má oclusão de Classe II, divisão 2, antes da colocação do FRII. Um terço a metade de todos os pacientes de Classe II necessitam dessa mecanoterapia fixa para o segmento anterior do maxilar.
A má oclusão de Classe II com terapia FR II demonstrou, de forma variada, um maior desenvolvimento do crescimento mandibular, uma ausência de alterações do crescimento maxilar, um aumento da altura facial inferior, inclinação palatina dos incisivos superiores, inclinação labial dos incisivos inferiores e um maior desenvolvimento vertical dos molares inferiores em comparação com as amostras de controlo (Frankel 1989, McNamara 1985, Falck 1990)
Além disso, foi registado um aumento estatisticamente significativo das distâncias intercaninos mandibulares e intermolares mandibulares e maxilares.

(Hamilton et al 1987).

Outros elementos de arame:

Arco Lingual:

Originalmente chamado Arco de Protracção. É feito de um calibre de 0,8 mm que fica atrás dos incisivos superiores. Serve para manter o alinhamento pré-funcional e estabiliza o aparelho, pois ajuda a travar a arcada maxilar. Ele deprime relativamente o segmento anterior da maxila. A principal razão para o fracasso da terapia com FR é a falta de uma estabilização maxilar positiva do aparelho. O fio forma laços que se aproximam da mucosa palatina e recuam verticalmente para entrar em contacto com os incisivos na incisura canino-lateral, seguindo depois os contornos linguais dos incisivos superiores. Assim, o fio estabilizador lingual tem o efeito desejável de evitar a inclinação lingual dos incisivos superiores. Laços de caninos: Têm origem no escudo vestibular e contactam com o canino na superfície vestibular apenas como uma ansa recurvada. Estas anilhas de 0,8 mm servem de facto como extensões dos escudos vestibulares na área dos caninos, que é mais estreita devido à função anormal do músculo perioral associada à má oclusão, pelo que são colocadas a 2 - 3 mm de distância dos caninos decíduos, eliminando a função muscular restritiva e permitindo o desenvolvimento da largura necessária.

Escudos bucais: não precisam de ficar afastados da mucosa alveolar no vestíbulo devido à arcada dentária larga na classe II div2. As almofadas labiais são bem arredondadas e polidas para evitar a irritação da mucosa devido à forte atividade mental. Os tubos bucais podem ser colocados nos escudos bucais na área do 2º molar decíduo.

Antes de se deitar, o doente pode colocar um arco facial com uma força ligeira para aumentar o potencial de retração maxilar quando necessário. (Efeito do arnês). Rushforth, Gordon, Arid BJO 1999 fizeram um estudo retrospetivo em 63 pacientes classe II divisão 1 tratados com FRII e 39 controles e descobriram que a maioria da correção veio de movimentos dentários. Os mais significativos foram a retroinclinação dos dentes incisivos superiores (4,1mm) e a proclinação dos inferiores (2,2mm). Os efeitos esqueléticos foram a contenção do crescimento normal da maxila (- 0,2mm) com crescimento mandibular para a frente que não foi significativo.[41]

Janson, Toruno, martins EJO 2003 O efeito do tratamento da Classe II com o aparelho de frankel avaliou os efeitos do FRII nos componentes dento-esqueléticos durante um período de tratamento de 28 meses em 18 pacientes, com 9 anos e 3 meses, com má oclusão de Classe II div 1. Os resultados demonstraram que o FRII produziu um aumento no comprimento do corpo. Aumento estatisticamente significativo do corpo da mandíbula em relação à maxila. Aumento da altura da face inferior, o que induziu um maior desenvolvimento vertical dos molares inferiores, reduziu o overjet e a sobremordida e produziu uma melhoria na relação molar. No entanto, o aparelho não produziu qualquer alteração no desenvolvimento maxilar, no padrão de crescimento ou qualquer melhoria na relação basal, mostrando principalmente alterações dentoalveolares com uma pequena participação de alterações esqueléticas.[42]

FR III:

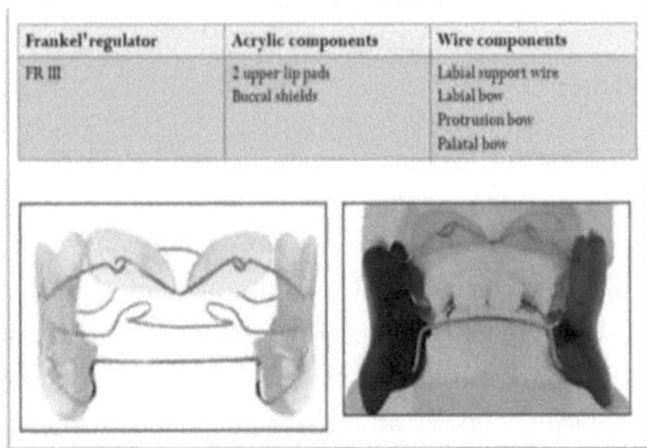

Frankel'regulator	Acrylic components	Wire components
FR III	2 upper lip pads Buccal shields	Labial support wire Labial bow Protrusion bow Palatal bow

Como o tratamento bem-sucedido da má oclusão de Classe III correcional precoce é mais provável com a combinação de força extra-oral de protração e retração, o FR III, ou qualquer aparelho funcional, não é normalmente o aparelho de escolha. Os protetores labiais estão situados no sulco vestibular vestibular do segmento incisivo superior, ao invés do inferior. As almofadas ficam afastadas da mucosa e do osso alveolar subjacente, da mesma forma que no FR II.

O objetivo dos protectores labiais é triplo:

(1) para eliminar a pressão restritiva do lábio superior sobre o maxilar subdesenvolvido.

(2) para exercer tensão sobre o tecido e os anexos periosteais na profundidade do sulco maxilar para estimular o crescimento ósseo.

(3) para transmitir a força do lábio superior à mandíbula através do arco labial inferior para um estímulo retrusivo. O arco labial encosta-se aos dentes mandibulares e não aos incisivos maxilares.

Deve atravessar os incisivos inferiores ao nível mais baixo possível, sem colidir com o tecido mole interproximal, para manter a inclinação lingual dos incisivos inferiores a um nível mínimo.

O Arco de Protrusão:

É semelhante ao do FR II, passando por trás dos incisivos superiores para estimular um movimento ligeiro a moderado para a frente destes dentes, contactando imediatamente acima da cíngula dos incisivos superiores. Contacto com as superfícies distais dos molares terminais sobre as tuberosidades.

O FR III não está bloqueado na maxila pelos fios cruzados do arco de protrusão e do arco palatino. No entanto, a aderência estreita dos escudos vestibulares e do fio labial inferior ao osso basal da mandíbula e aos incisivos inferiores proporciona um aperto firme nas estruturas dentoalveolares da mandíbula.

Os apoios oclusais estão sobre o primeiro molar inferior em vez do molar superior. Os molares inferiores são impedidos de irromper para cima e para a frente. Enquanto que o segmento vestibular do maxilar está livre para erupcionar para baixo e para a frente, reduzindo a relação de Classe III. Os apoios aumentam assim a ancoragem mandibular do FR

III. Qualquer efeito de constrição ou deformação do mecanismo bucinador e do músculo orbicular é filtrado da arcada maxilar e do osso de suporte para corrigir a mordida cruzada anterior e vestibular através dos escudos vestibulares. A aproximação dos escudos vestibulares à arcada mandibular tem um efeito de constrição na dentição mandibular. O fio labial adaptado aumenta este efeito. Teoricamente, os escudos e os protetores labiais exercem uma tração ou tensão para fora sobre o periósteo maxilar na altura do vestíbulo.

Mordida de construção:

O procedimento de mordida de construção envolve a retrusão clínica da mandíbula tanto quanto possível, com o côndilo ocupando a posição mais posterior na fossa. A dimensão vertical é aberta apenas o suficiente para permitir que os incisivos superiores se movam labialmente para além dos incisivos inferiores, para correção da mordida cruzada. A abertura da mordida é mantida a um nível mínimo para permitir o fecho dos lábios com um esforço mínimo. Os problemas de mordida profunda requerem uma maior abertura da dimensão vertical para a mordida de construção. Isto é feito para que o aparelho possa ser fabricado para estimular a erupção posterior dos dentes maxilares. Quando os incisivos maxilares estão bem acima dos mandibulares, o arco de protrusão pode ser removido para evitar qualquer interferência na erupção dos incisivos maxilares. Os apoios oclusais nos molares inferiores devem ser deixados intactos, no entanto, para que a mordida aberta posterior, que normalmente é produzida pela correção sagital, se feche em virtude da erupção para baixo e para a frente dos dentes maxilares desimpedidos.

FR IV:

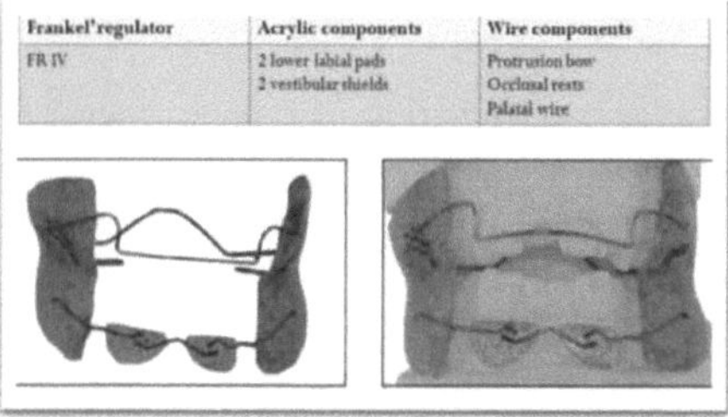

Frankel'regulator	Acrylic components	Wire components
FR IV	2 lower labial pads 2 vestibular shields	Protrusion bow Occlusal rests Palatal wire

É verdadeiramente um aparelho funcional com evidência de alteração óssea basal significativa. A atividade muscular aberrante pode criar problemas de mordida aberta e redirecionar o crescimento numa direção mais vertical. Como o FR IV reverte a orientação de crescimento não afetada, ele deve ser usado durante um período de crescimento ativo. Mais uma vez, a dentição mista é ideal para a sua influência, sendo normalmente necessário um período de desgaste mais longo, até à dentição permanente.Configuração: semelhante à FRI e II, mas não tem anéis caninos ou arco de protrusão. Quatro apoios oclusais nos primeiros molares permanentes superiores e nos primeiros molares decíduos impedem a inclinação do aparelho. Os apoios desencorajam a erupção dos dentes posteriores, que é um requisito vital para as condições de mordida aberta anterior. O arco palatino assemelha-se ao do FR III e é colocado sempre atrás do último molar.

FR V:

São reguladores funcionais que incorporam um aparelho extrabucal. O aparelho consiste em blocos de mordida posteriores em acrílico para impedir a erupção dos molares devido à ação dos músculos elevadores da mandíbula. São indicados em pacientes com síndrome da face longa, com ângulo do plano mandibular elevado e excesso vertical da maxila.

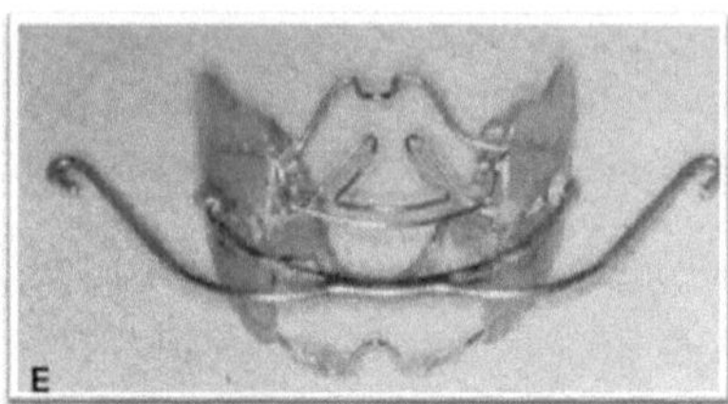

GESTÃO CLÍNICA DOS REGULADORES FUNCIONAIS:

O tratamento com regulador funcional pode ser classificado em três etapas ou fases Fase inicial do tratamento
Fase de tratamento ativo Fase de retenção

FASE INICIAL DO TRATAMENTO:

Esta fase serve para os pacientes se habituarem ao aparelho e o manusearem como um dispositivo de exercício ortopédico combinado com o treino de vedação labial. A fase inicial consiste em

A) Entrega do aparelho

Verifica-se a lisura de todas as margens Verifica-se a forma correta das almofadas labiais Verificar o ajuste do aparelho na maxila e na mandíbula separadamente A parte periférica dos escudos entra em contacto sem produzir branqueamento Instruir o paciente sobre o método de utilização do aparelho
Apalpar a face no exterior para se certificar de que não existem arestas vivas

Após a inserção, pedir ao paciente para falar. Durante a fala, os escudos vestibulares soltam a musculatura tensa, o que ajuda na adaptação ao aparelho.

B) Utilização do aparelho

O objetivo do aparelho deve ser bem compreendido Usado também durante o dia
Utilização inicial durante 2 a 3 horas nas primeiras 2 semanas

Exercícios de lábio a realizar pelo doente

Controlo após 2 semanas - a presença de vermelhidão nos tecidos e também a melhoria da fala são um sinal de cooperação
Próximas 3 semanas 4-6 horas de utilização durante o dia Normalmente 3-4 meses para a fase inicial

TRATAMENTO DA FASE ACTIVA:

Antes de aconselhar a utilização nocturna, verificar a melhoria do equilíbrio muscular facial

É necessário que haja alguma alteração para ultrapassar a hiperatividade do músculo, pelo que se aconselha o uso noturno
Se necessário, é efectuado o ajuste do aparelho, como a dobragem oclusal das alças dos caninos, os apoios dos molares e os arcos labiais
O progresso é registado. Após 3 meses de uso completo, a expansão das arcadas dentárias será evidente
Em 6-8 meses, a correção da classe II para a classe I ocorre e o paciente terá dificuldade em posicionar o maxilar inferior posteriormente.

FASE DE TRATAMENTO DE RETENÇÃO:

A probabilidade de recaída é menor com aparelhos funcionais, pois há uma adaptação espontânea da forma à função alterada
Por conseguinte, a ação da fase de retenção consiste em estabilizar o efeito de contenção do dispositivo de exercício obtido durante o tratamento ativo
O último aparelho é utilizado como aparelho de retenção

Tempo de utilização: 2 horas à tarde e 6 horas à noite durante 6 meses; 10 horas apenas durante a noite durante mais 12 meses.

APARELHOS ORTOPÉDICOS

INTRODUÇÃO [17,27]

A palavra Ortopedia tem origem em duas palavras gregas orthos que significa reto ou correto e paideia que significa o nascimento de crianças. A ortopedia dento-facial visa principalmente a correção dos desvios do esqueleto facial que influenciam ou estão associados a más oclusões. Os aparelhos ortopédicos são concebidos para transferir forças para o aparelho esquelético facial o mais diretamente possível. Estes aparelhos influenciam eficazmente o crescimento ósseo e as alterações suturais, o que, em idade de crescimento, altera favoravelmente o padrão de crescimento facial contínuo. Na ortodontia existem basicamente dois tipos de forças: uma força ortodôntica que movimenta os dentes de forma eficiente e uma força ortopédica que afecta as estruturas craniofaciais mais profundas. As forças ortodônticas são aquelas que são aplicadas aos dentes através de fios e componentes activos do aparelho removível ou fixo. As forças produzidas por estes aparelhos são ligeiras e variam entre 50 e 100gms. As forças ortopédicas, por outro lado, são forças pesadas, superiores a 400gms.
A fim de produzir alterações esqueléticas, é necessário ter em conta a quantidade de força aplicada e a duração da força.

Quantidade de força

Forças pesadas de mais de 400 gramas comprimem totalmente o ligamento periodontal no lado da pressão e causam hialinização que impede o movimento do dente. Estas forças pesadas são conduzidas para as estruturas esqueléticas para produzir um efeito ortopédico.

Duração da força

Acredita-se que as forças intermitentes que variam de 12-14 horas por dia provocam um movimento dentário mínimo, mas uma mudança esquelética máxima. Assim, a maioria dos aparelhos ortopédicos extra-orais são usados 12-14 horas por dia. O aumento da duração do uso resulta num aumento dos efeitos dentários. Alguns dos aparelhos mais utilizados incluem o arnês, a máscara facial e a mentoneira. Atualmente, a consciência dos pacientes sobre o tratamento dentário em geral e a especialidade do tratamento ortodôntico aumentou. Com a terapia com aparelhos ortopédicos, o esforço não é apenas para tratar as discrepâncias dentárias, mas para melhorar o perfil facial, aproveitando o potencial de crescimento das crianças, independentemente do tipo de aparelho ortopédico a ser utilizado. Isto depende da compreensão de cada aparelho, do seu mecanismo de funcionamento, da condição esquelética e dentária dos pacientes a tratar e da sua colaboração.

BASE PARA APARELHOS ORTOPÉDICOS:

Os aparelhos ortopédicos utilizam geralmente os dentes como "pegas" para transmitir forças às estruturas esqueléticas subjacentes. Estes aparelhos produzem forças intermitentes de magnitude muito elevada. Estas forças pesadas, quando dirigidas ao osso basal através dos dentes, tendem a alterar a magnitude e a direção dos maxilares, modificando o padrão de aposição óssea nas suturas periosteais e nos locais de crescimento. Os princípios básicos da utilização eficaz de aparelhos ortopédicos são os seguintes

Quantidade de força: A magnitude da força deve ser elevada, ou seja, pelo menos superior a 400 gm (400-600 gm) por lado, para garantir que apenas ocorre movimento esquelético e não dentário.

Duração da força: De acordo com a maioria dos autores, forças intermitentes produzem alterações esqueléticas, enquanto forças contínuas produzem movimento dentário. Os aparelhos extra-orais devem ser usados por cerca de 12-14 horas/dia para produzir o efeito desejado.

Direção da força: A direção da aplicação da força deve ser tal que maximize o efeito esquelético. Verifica-se um efeito esquelético favorável quando a força é dirigida posterior e superiormente através do centro de resistência do maxilar.

Idade do paciente: Os aparelhos ortopédicos são mais eficazes durante o período da dentição mista, uma vez que aproveitam o surto de crescimento pré-púbere.

Momento de aplicação da força: Há provas de que há um aumento da libertação de hormonas de crescimento mais durante o entardecer e a noite e que está associado ao início do sono. Por conseguinte, é aconselhável que a criança use o arnês ao fim da tarde e durante a noite. Geralmente, é mais provável que a criança use o aparelho durante a noite.

TIPOS DE APARELHOS ORTOPÉDICOS:

Os aparelhos ortopédicos mais utilizados são os seguintes
Capacete Máscara facial Queixo

CABEÇALHO

É o aparelho ortopédico extra-oral mais utilizado. É idealmente indicado em pacientes com crescimento horizontal excessivo da maxila, com ou sem alterações verticais, juntamente com alguma protrusão dos dentes maxilares, com uma morfologia dentária e esquelética mandibular razoavelmente boa. Também é utilizado para distalizar as dentições maxilares juntamente com a maxila.

Componentes do arnês

Unidade de distribuição de força: como o arco facial e o gancho j
Arco facial: É uma estrutura metálica feita de fio de grande calibre (Figura 1.1). Pode ser fixado aos dentes por meio de braquetes (aparelhos ortodônticos fixos) ou aparelhos removíveis. Isso ajudará na aplicação de força extrabucal nos dentes posteriores.

Partes do arco facial:

Arco exterior/ Arco de bigodes: É feito de um fio de aço inoxidável redondo de 0,051" ou 0,062" de dimensão que é contornado à volta da face. O comprimento do arco exterior pode ser ajustado para produzir o vetor de força/linha de força desejado. O arco exterior em ambos os lados da extremidade distal é curvado para formar um gancho que dá fixação à unidade geradora de força. O arco exterior pode ser classificado em: Curto: O arco exterior tem um comprimento inferior ao do arco interior.
Médio: O comprimento do arco exterior é igual ao do arco interior. Longo: O arco exterior é mais comprido do que o arco interior: É constituído por um fio de aço inoxidável redondo de 0,045" ou 0,052" e é adaptado à volta dos dentes para seguir a forma da arcada dentária e ser inserido no tubo vestibular redondo dos primeiros molares permanentes superiores. São colocados batentes em U, ou batentes de fricção, no arco interior mesial ao tubo vestibular para evitar que este deslize demasiado para distal através do tubo.
Junção: é o ponto de fixação dos arcos interior e exterior, que pode ser soldado ou unido por soldadura. A junção está situada na linha média dos arcos, embora possa ser deslocada para um dos lados em caso de face assimétrica.

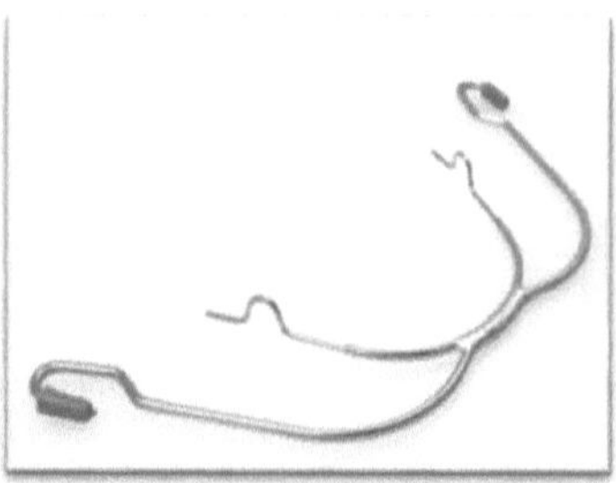

Gancho em J: Este tipo de arco facial é composto por dois fios curvos de 0,072", cujas extremidades formam ganchos que são contornados para se encaixar sobre um pequeno batente soldado no segmento anterior do fio da arcada maxilar. Por isso, é utilizado em conjunto com o aparelho fixo maxilar com arco contínuo para retrair os dentes anteriores do maxilar.

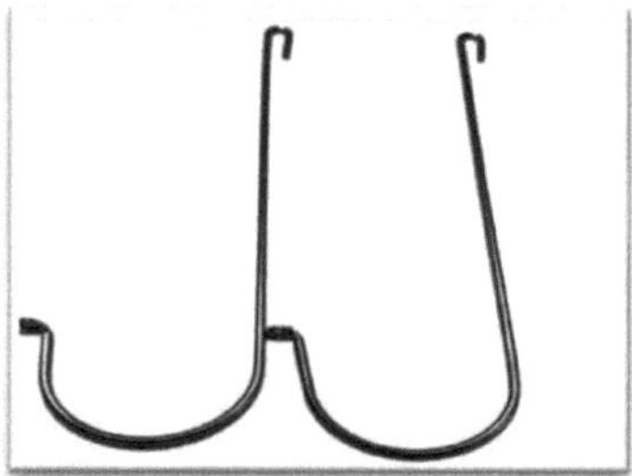

Unidade geradora de forças: Liga o arco facial à unidade de ancoragem (tampa da cabeça ou cinta de pescoço) e aplica forças aos dentes e às estruturas esqueléticas subjacentes. Esta unidade pode ser constituída por molas, elásticos ou outros materiais extensíveis. As molas são preferidas porque fornecem uma força constante, ao passo que os elásticos tendem a sofrer uma diminuição da força.

Unidade de ancoragem: O aparelho extrabucal obtém a sua ancoragem a partir de locais de ancoragem extra-orais, tais como os ossos rígidos do crânio, a parte posterior do pescoço ou uma combinação dos mesmos. Portanto, a unidade de ancoragem pode ser classificada em: Fixação cervical / cinta de pescoço. Fixação occipital / touca de cabeça.

Pode também ser utilizada uma combinação de fixações cervicais e occipitais para distribuir as forças externas por uma vasta área de superfície.

TIPOS DE CHAPÉUS:

Com base no local de fixação, os arneses podem ser divididos em

1. ARNÊS DE TRACÇÃO CERVICAL:

Este aparelho obtém ancoragem a partir da nuca, provoca extrusão dos molares superiores levando a um aumento da altura facial inferior. Por isso, este tipo de aparelho é geralmente indicado em casos de ângulo mandibular baixo e mordida profunda. Além disso, também pode ser utilizado para movimentar a dentição maxilar e a maxila no sentido distal em pacientes com relação molar de Classe II.

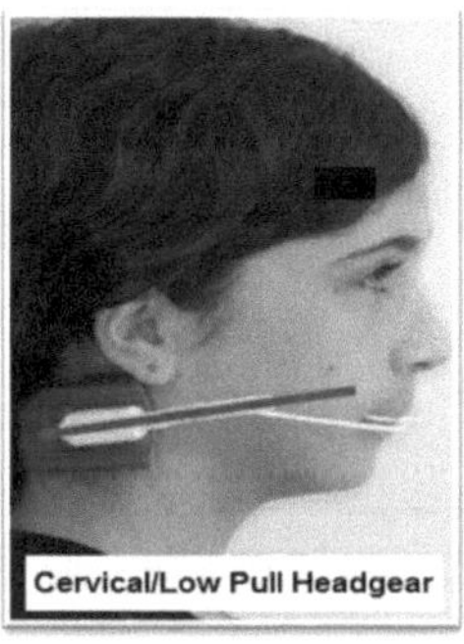
Cervical/Low Pull Headgear

2. CAPACETE DE TRACÇÃO OCCIPITAL:

Este tipo de arnês tem a sua fixação na parte posterior da cabeça (região occipital). Produz uma força direcionada para distal sobre os dentes maxilares e a maxila. Também pode ser observada uma ligeira força direcionada para cima.

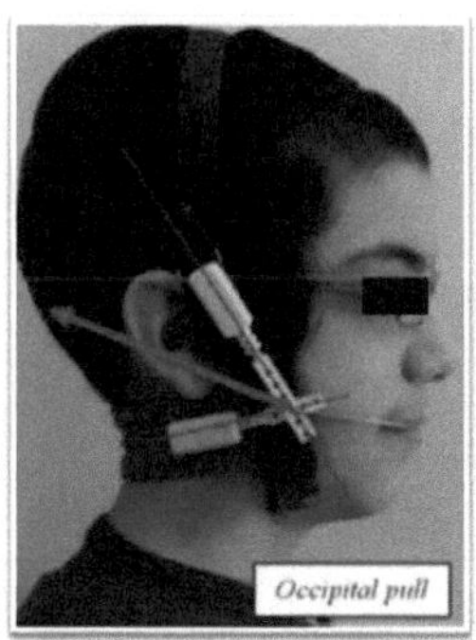
Occipital pull

3. ARNÊS COMBINADO:

A fixação occipital e a fixação cervical são combinadas neste tipo de arnês. Quando as forças exercidas por ambas são iguais, é exercida uma força distal e uma ligeira força superior na maxila e na dentição maxilar. Além disso, variando as proporções da força total derivada da touca e da precinta de pescoço, a direção da força resultante pode ser alterada.

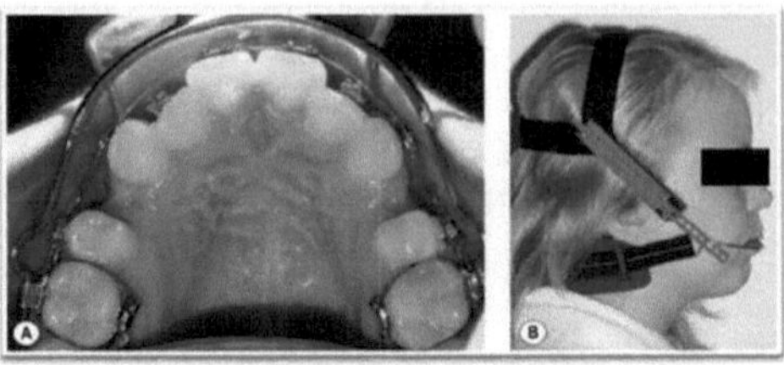

4. CAPACETE DE TRACÇÃO VERTICAL (ALTA):

A sua ancoragem provém da parte frontal da cabeça (região parietal). Por conseguinte, produz uma força dirigida verticalmente sobre a maxila e a dentição maxilar (Figura 1.6). Por conseguinte, é utilizado em indivíduos que necessitam de uma diminuição do desenvolvimento vertical do maxilar, como os doentes da classe II de face longa e os doentes com tendência para a mordida aberta. Este aparelho exerce também forças intrusivas na região anterior do maxilar, produzindo assim um movimento anti-horário do maxilar. Por conseguinte, é útil no tratamento do excesso vertical do maxilar e dos sorrisos gengivais. As forças intrusivas no aspeto posterior do maxilar podem ser benéficas em doentes com mordida aberta anterior, uma vez que intruduzem os molares superiores, produzindo assim um movimento do maxilar no sentido dos ponteiros do relógio.

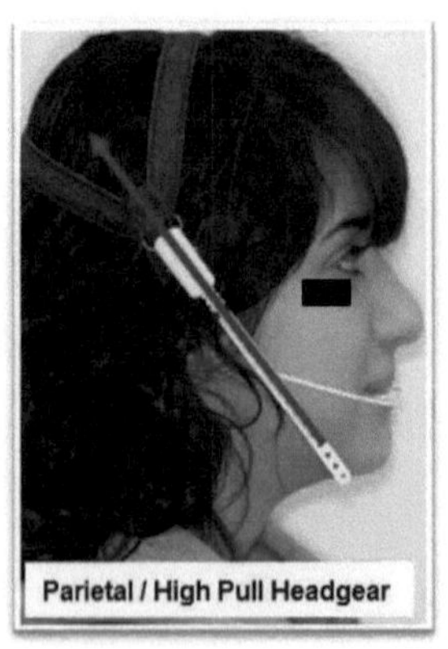

5. CAPACETE ASSIMÉTRICO:

Este tipo de aparelho extrabucal é utilizado quando é necessária uma ancoragem diferencial em ambos os lados da arcada maxilar. Por exemplo: um paciente com uma relação molar de Classe II num lado e uma relação molar de Classe I no outro lado pode receber um aparelho extrabucal assimétrico. Os diferentes valores de força são produzidos pela alteração do comprimento do arco exterior de cada lado e pela variação do ângulo entre o arco exterior e o arco interior.

FILOSOFIA DA TERAPIA COM ARNÊS

Os aparelhos extrabucais podem deslocar a dentição e a maxila nos três planos do espaço. Devem ser considerados três factores ao planear a utilização de arneses. Estes incluem:
Centro de resistência da dentição: O arco interno do arco facial está geralmente ligado aos primeiros molares permanentes superiores através de tubos vestibulares nestes dentes. Assim, a força que actua sobre os molares tende a deslocá-los porque o centro de resistência é o ponto através do qual a resultante das forças que actuam sobre um corpo produziria um movimento de translação. Deve-se decidir se é necessário um movimento corporal ou um movimento de inclinação dos dentes. Por exemplo, o centro de resistência do molar permanente situa-se normalmente na zona da furca (região média da raiz).
Quando a força aplicada passa pelo centro de resistência, ela causa o movimento corporal do dente. Em alternativa, quando a força aplicada se dirige para baixo ou para cima do centro de resistência, provoca a inclinação distal da coroa ou a inclinação distal da raiz, respetivamente.

Centro de resistência da maxila: acredita-se que ele exista no aspeto póstero-superior da sutura zigomaticomaxilar (localizada entre as raízes dos dois pré-molares). Portanto, quando a força passa pelo centro de resistência da maxila, ela produz a translação da maxila na direção distal. No entanto, as forças que passam acima ou abaixo deste ponto provocam a rotação do maxilar.
Ponto de origem da força: Os arneses têm a sua fixação na região occipital do crânio ou na região cervical (nuca). Os arneses occipitais produzem uma força superior e uma força distal sobre os dentes e o maxilar, enquanto os arneses cervicais produzem uma força inferior e uma força distal. Assim, um ponto de origem ou local de ancoragem apropriado deve ser selecionado com base no tipo de movimento dentário e maxilar que seria benéfico para um determinado paciente.
Ponto de fixação da força: Refere-se ao gancho presente na extremidade distal do arco externo, ao qual a unidade geradora de força é fixada. É possível alterar a direção da força para o maxilar e a dentição alterando o ponto de fixação, o que pode ser feito variando o comprimento do arco externo ou variando o ângulo entre os arcos interno e externo.
Estudo realizado por Roberto M et al com o objetivo de avaliar as alterações antero-posteriores e verticais da maxila, após o tratamento e a longo prazo, em pacientes esqueléticos classe II divisão 1, que receberam tratamento com aparelho extrabucal cervical de Kloehn. A amostra consistiu em 120 telerradiografias laterais obtidas nas fases de pré-tratamento, pós-tratamento e pós-retenção de 40 pacientes. Os pacientes tinham uma idade média de 10 anos na fase T1, 13 anos na fase T2 e 23 anos na fase T3. Foram tratados com tração cervical e um arco interno expandido e um arco externo longo dobrado para cima da horizontal 10-20° em relação ao arco interno. Após a correção da relação molar em ambos os lados, foi utilizado um aparelho fixo convencional edgewise para complementar a correção da má oclusão. O início do tratamento ocorreu na dentição mista tardia ou no início da dentição permanente. A força aplicada nos 40 pacientes foi, em média, de 450g e o uso recomendado do aparelho foi de 12 a 14 horas por dia, com ajustes mensais. Os resultados revelaram que o tratamento reduziu a

protrusão maxilar, inclinou o plano palatino e aumentou o ângulo SN-PP, com redução a longo prazo. Em conclusão, o aparelho extrabucal cervical de Kloehn, com arco externo elevado e arco interno expandido, foi eficiente na correção da classe II esquelética na dentição permanente precoce mista tardia. A correção da classe II esquelética com o aparelho extrabucal cervical de Kloehn revelou-se muito estável a longo prazo. [43]

Estudo conduzido por Geoffrey R, quarenta e um pacientes com má oclusão de classe II, divisão I, clinicamente diagnosticada, com prognatismo da face média, foram tratados com aparelho extrabucal cervical tipo Kloehn. Todos os casos incluíam séries longitudinais de radiografias cefalométricas laterais e filmes do pulso da mão tirados antes, durante e depois do tratamento. As alterações esqueléticas e dentárias foram relacionadas com períodos maturacionais específicos e comparadas com a sua idade cronológica para avaliar o tratamento ótimo com base na maturação esquelética, que é um meio estatisticamente mais significativo de obter o efeito ortopédico máximo desejável do que a idade cronológica. Foram demonstrados resultados mais favoráveis durante os períodos maturacionais que estavam associados a um maior grau de crescimento incremental. [44]

FACEMASK

Também é chamado de "protraction headgear" ou "reverse pull head gear" ou Delaire facemask. É utilizado para tratar más oclusões de classe III que resultam de uma combinação de deficiência maxilar e excesso mandibular em pacientes em crescimento (cerca de 8 anos). Isto significa que ajuda a puxar as estruturas maxilares para a frente e a empurrar as estruturas mandibulares para trás. Também pode ser usado para o rearranjo seletivo das prateleiras palatinas em pacientes com fissura.

Componentes da máscara facial:[28]

Basicamente, a máscara facial consiste no seguinte:

1. Uma estrutura extra-oral de metal rígido: É o principal componente de um conjunto de máscara facial. Liga os vários componentes, tais como a proteção do queixo e a tampa anterior da cabeça. Também tem capacidade para receber os elásticos do aparelho intra-oral. O desenho da armação metálica difere consoante o tipo de máscara facial.

Tipos de máscaras faciais:

a. **Hickham:** O arnês de tração inversa de Hickham é constituído por uma proteção para o queixo e um apoio para a testa. A estrutura tem hastes metálicas que correm paralelamente à mandíbula e, no ângulo da mandíbula, as hastes viram para cima e correm paralelamente ao bordo lateral da face. Estão incluídos dois braços para prender os elásticos

b. **Delaire:** Delaire, de França, concebeu uma máscara facial com a estrutura muito semelhante à de Hickham, mas afastada do rosto sem lhe tocar. A armação hexagonal tem uma haste horizontal no terço inferior do rosto, paralela à linha dos lábios, para prender os elásticos.

c. **Petit:** Henri Petit, também de França, modificou a máscara facial de Delaire para a tornar muito mais simples. A máscara facial de Petit tem apenas uma haste central na linha média com as hastes horizontais ajustáveis para o encaixe do elástico. A haste horizontal pode ser levantada ou baixada de acordo com as necessidades do praticante. A haste da linha média é curvada de acordo com os contornos do rosto e estende-se desde o queixo até ao apoio da testa.

d. **Turbinger:** O desenho da armação metálica de Turbinger é semelhante ao de Petit, mas com duas hastes em vez da haste da linha média. As hastes correm paralelamente à queixeira e na região da base do nariz rodam medialmente para acomodar o nariz.

e. As hastes correm depois paralelamente até ao apoio da testa. A haste horizontal está presente ao nível dos lábios para o encaixe do elástico.

2. Dispositivo intra-oral: Na máscara facial, outra caraterística variável é o dispositivo intra-oral. O dispositivo intra-oral pode ser um aparelho fixo totalmente bandado, em que o elástico é encaixado a partir dos molares. McNamara defende o uso de uma Expansão Rápida da Maxila (ERM) com banda ou ERM colada com ganchos na região dos pré-molares para o encaixe dos elásticos. Um aparelho extrabucal de protração modificado também é usado, no qual os elásticos são encaixados a partir do arco externo do aparelho extrabucal até as hastes.

3. Copo ou almofada para o queixo: É fixada na zona do queixo. Normalmente, está ligado ao resto do conjunto da máscara facial por meio de hastes metálicas.

4. Suporte da testa ou boné ou cinta: É utilizado para obter uma fixação a partir da zona da testa.

5. Elásticos pesados: Estes elásticos são usados para aplicar uma tração para a frente na arcada superior. Os postes verticais da mentoneira são utilizados para fixar os elásticos nos molares superiores ou em ganchos soldados no arame da arcada superior.

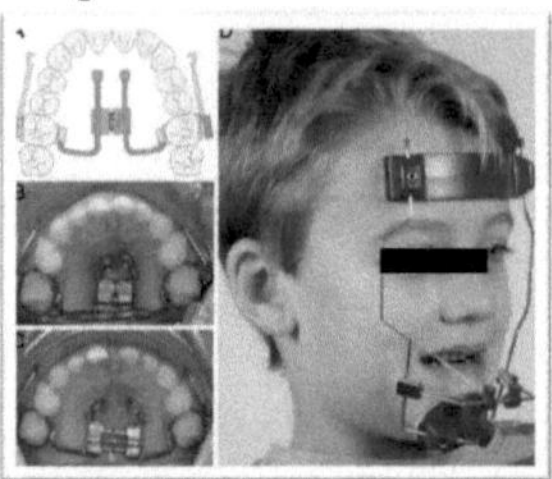

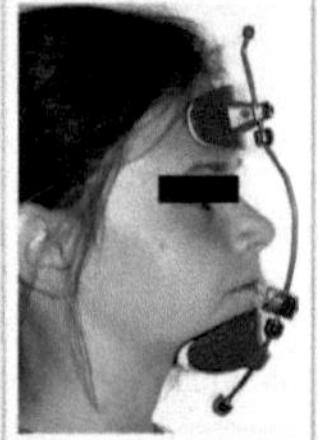

BASE DA UTILIZAÇÃO DE MÁSCARAS FACIAIS:

Quantidade de força: A quantidade de força necessária para provocar alterações no esqueleto é de cerca de 1 libra (ou 450gms) por lado.

Direção da força: A maioria dos autores recomenda (15-20) graus de tração para baixo em relação ao plano oclusal para produzir um movimento de translação pura para a frente do maxilar. Se a linha de força for paralela ao plano oclusal, ocorre uma translação para a frente, bem como uma rotação para cima.

Duração da força: O tempo necessário para alcançar um resultado desejado é proporcional à quantidade de força utilizada. Por exemplo, forças baixas (250 gramas /lado) levam 13 meses para produzir os resultados desejados. No entanto, valores de força muito elevados como 1600-3000 gramas reduzem o tempo de tratamento para 4 -21 dias.

Frequência de utilização: A maioria dos autores recomenda 12-14 horas de utilização por dia.

FILOSOFIA DA TERAPIA COM MÁSCARA FACIAL

O princípio de utilização deste dispositivo consiste na aplicação de uma força de tração na sutura maxilar com uma força de empurrão recíproca na testa e/ou no queixo através da ancoragem facial. É aplicada uma tração maxilar para a frente com a ajuda de elásticos pesados que estão ligados a ganchos na estrutura rígida.

EFEITOS DO TRATAMENTO PRODUZIDO PELA TERAPIA COM MÁSCARA FACIAL: [45]

Durante os últimos anos, no entanto, vários estudos cefalométricos analisaram o resultado do tratamento da terapia com máscara facial em amostras maiores. Parece que a máscara facial, especialmente quando combinada com uma unidade de ancoragem maxilar (p. ex., expansor de tala acrílica colada) pode produzir um ou mais dos seguintes efeitos de tratamento.

1. Correção da discrepância CO-CR. Esta correção é imediata e observa-se geralmente em doentes pseudo-classe III.
2. Protracção do esqueleto maxilar. Normalmente, observa-se 1 - 3 mm de movimento para a frente do maxilar.
3. Movimento para a frente da dentição maxilar.
4. Inclinação lingual dos incisivos inferiores. Esta inclinação ocorre frequentemente quando uma mordida cruzada anterior pré-existente está a ser corrigida.
5. Rotação para trás da mandíbula em relação à base do crânio. Nos casos em que o paciente inicia o tratamento com uma altura facial anterior inferior curta ou neutra, essa mudança é obviamente vantajosa. Nos casos em que o paciente apresenta uma altura facial anterior inferior longa no início do tratamento, esse efeito do tratamento pode ser indesejável.

CONSIDERAÇÕES BIOMECÂNICAS:

Quantidade de força: A quantidade de força necessária para provocar alterações esqueléticas é de cerca de 1 libra (ou 450 gms) por lado: A maioria dos autores recomenda uma tração de 15-20° para baixo do plano oclusal para produzir um movimento translatório puro para frente da maxila. Se a linha de força for paralela ao plano oclusal, ocorre uma translação para a frente, bem como uma rotação para cima. Duração da força: O tempo necessário para alcançar os resultados desejados é proporcional à quantidade de força utilizada. Forças baixas (250 gm/lado) levam 13 meses para produzir os resultados desejados. No entanto, valores de força muito elevados, como 1600-3000 gms, reduzem o tempo de tratamento para 4 a 21 dias. Frequência de utilização: A maioria dos autores recomenda 12-14 horas de utilização por dia.

TAÇA CHIN

É um dispositivo ortopédico extra-oral que cobre o queixo e está ligado ao aparelho frontal. É utilizado para retardar ou redirecionar o crescimento da mandíbula. Por conseguinte, é indicado para tratar a má oclusão de classe III devido a uma mandíbula protrusiva mas a uma maxila relativamente normal.

COMPONENTES DA PROTECÇÃO DO QUEIXO:

O copo para queixo é constituído pelo seguinte

Módulo de força: ex. Molas elásticas/metálicas que proporcionam os níveis de tensão desejados na proteção do queixo.

Copo para o queixo Copo para a cabeça

TIPOS DE QUEIXO:

Geralmente, as mentoneiras são de dois tipos:

1. OCCIPITAL - PUXAR O QUEIXO:

Este é o tipo mais comum de mentoneira (Figura 1.8) que deriva a ancoragem da região occipital da cabeça e pode ser usado para tratar o seguinte

As más oclusões de Classe III associadas a prognatismo mandibular ligeiro a moderado em pacientes que conseguem aproximar-se de uma relação cêntrica borda a borda.

Pacientes com incisivos inferiores ligeiramente protrusivos, uma vez que produz uma inclinação lingual dos incisivos inferiores. Pacientes que iniciam o tratamento com uma altura facial anterior inferior curta, uma vez que este aparelho pode levar a um aumento desta dimensão.

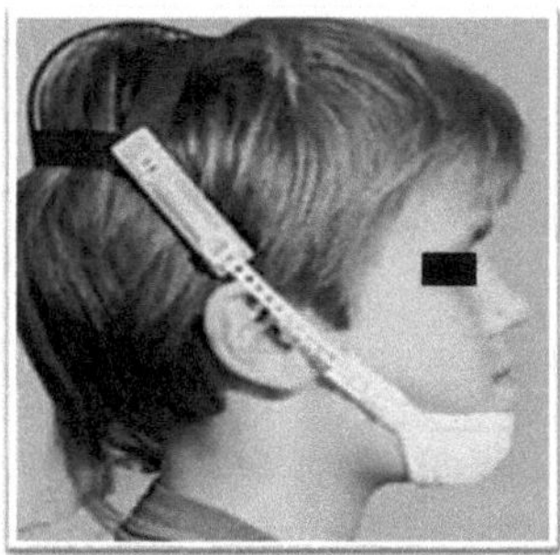

2. QUEIXO DE TRACÇÃO VERTICAL:

A sua ancoragem deriva da região parietal da cabeça (Figura 1.9). É indicada para pacientes com ângulo do plano mandibular elevado e altura facial anterior excessivamente baixa, pois ajuda a fechar o ângulo da mandíbula e a aumentar a altura facial posterior. Esses pacientes geralmente apresentam mordida aberta anterior.

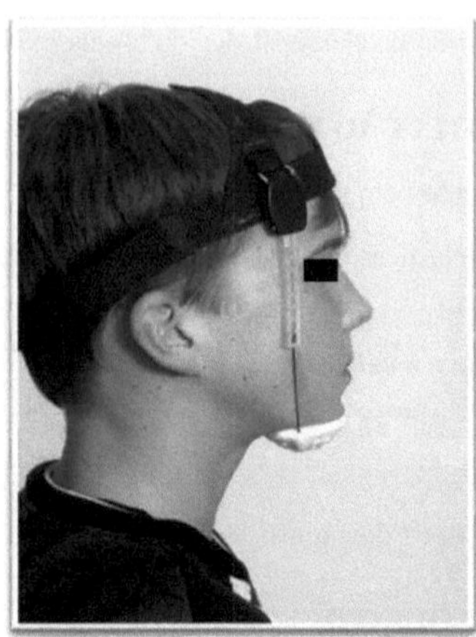

FABRICO DA PROTECÇÃO DO QUEIXO:

Os copos para o queixo são:

a. fabricada individualmente para o doente (queixo à medida). É necessário efetuar uma impressão da zona do queixo. O molde é vazado e a mentoneira é fabricada com resina acrílica autopolimerizável.
b. pré-fabricado (queixo disponível no mercado).

FILOSOFIA DA TERAPIA DA MENTONEIRA:

A mandíbula cresce por aposição de osso no côndilo e ao longo da sua borda posterior livre. O côndilo não é um centro de crescimento e o crescimento condilar é em grande parte uma resposta à translação dos tecidos circundantes. Esta visão contemporânea oferece uma visão mais otimista das possibilidades de contenção do crescimento da mandíbula, tal como acontece com a terapia da mentoneira, considerando o seguinte:

Direção da força:

A direção da força é determinada pela posição do copo da cabeça. Por conseguinte, pode ser dividida em:
Uma linha de força dirigida abaixo do côndilo; resultou em:

Uma rotação da mandíbula para baixo e para trás. É necessária menos força.
Um aumento da altura facial devido a uma diminuição da proeminência do queixo.

Uma linha de força dirigida através do côndilo com a intenção de impedir o crescimento

mandibular. Este método não provoca a abertura do ângulo do plano mandibular.
Uma linha de força dirigida verticalmente sobre o queixo que conduziu a - Diminuição do ângulo do plano mandibular. Diminuição do ângulo goníaco.
Aumento da altura facial posterior.

Magnitude da força:

A maioria dos estudos relatados recomendou uma força ortopédica de 300-600 gm por lado. No entanto, no momento da colocação do aparelho, pode ser aconselhado um nível de força mais baixo (cerca de 150 gm) para que o paciente se habitue ao aparelho. Depois disso, a força é aumentada gradualmente até o nível recomendado durante os dois meses seguintes.

Duração do desgaste:

Recomenda-se um máximo de 12-14 horas/dia de uso da mentoneira para alcançar os resultados desejados Efeitos da terapia com mentoneira Embora a maioria dos estudos em humanos não tenha conseguido provar de forma conclusiva que a mentoneira influencia o crescimento mandibular, os seguintes efeitos são observados: Redireccionamento do crescimento mandibular para baixo e para trás. Remodelação da mandíbula e diminuição do ângulo do plano mandibular e do ângulo goníaco. Inclinação lingual dos incisivos inferiores.
Melhoria do perfil esquelético e dos tecidos moles. Por conseguinte, a mentoneira funciona bem em doentes com altura facial anterior inferior reduzida ou normal, mas é contrariada em doentes com face longa.
Young etal realizaram um estudo para investigar as caraterísticas esqueléticas que determinam o sucesso da terapia da mentoneira em pacientes com más oclusões de classe III esquelética, utilizando dados de acompanhamento longitudinal de 40 pacientes. Foram efectuadas radiografias cefalométricas laterais antes da terapia da mentoneira, depois da terapia da mentoneira e do tratamento ortodôntico fixo e de contenção. O principal efeito da terapia da mentoneira foi a rotação para trás da mandíbula em ambos os grupos, mais elevada no grupo 2. O grupo 2 mostrou mais rotação para a frente e mais crescimento para a frente da mandíbula do que o grupo 1. Concluíram que, para obter melhores resultados de tratamento na má oclusão de classe III esquelética, o padrão esquelético facial de cada paciente deve ser considerado e deve ser tomada uma decisão cuidadosa sobre se o tratamento deve ser efectuado com força ortopédica precoce ou se deve aguardar até ao final do crescimento e tratar em combinação com a cirurgia ortognática.[46] Yasser e Essam realizaram um estudo para avaliar os efeitos dentários e esqueléticos da mentoneira utilizando duas magnitudes de força diferentes no tratamento de casos de más oclusões de classe III. Foram selecionados 50 pacientes em crescimento com classe III esquelética e prognatismo mandibular. Os pacientes foram divididos em 3 grupos. O grupo 1 foi tratado com uma mentoneira e um plano oclusal utilizando 600g de força por lado. Os pacientes do grupo 2 foram submetidos ao mesmo tratamento que no grupo 1, mas utilizando 300g por lado. No grupo 3 não foi efectuado qualquer tratamento. Para todos os pacientes, foram efectuados cefalogramas laterais antes do tratamento e após 1 ano. O uso de uma mentoneira melhorou a relação da base maxilo-

mandibular em pacientes em crescimento com má oclusão de classe III, mas com pouco efeito esquelético. A utilização de qualquer uma das forças teve os mesmos efeitos, exceto que a força mais elevada teve um efeito mais pronunciado na redução da altura do ramo.[47]

De acordo com Samir E. Bishara [48]

Efeito no crescimento mandibular. Os efeitos ortopédicos de uma mentoneira na mandíbula incluem

(1) redireccionamento do crescimento mandibular verticalmente, (2) reposicionamento para trás (rotação) da mandíbula, e (3) remodelação da mandíbula com fecho do ângulo goníaco. Até à data, não existe consenso na literatura quanto ao facto de a terapia da mentoneira poder ou não inibir o crescimento da mandíbula. No entanto, foi demonstrado que a terapia da mentoneira produz uma alteração na mandíbula associada a uma rotação para baixo e para trás e a uma diminuição do ângulo da mandíbula. Além disso, há um menor aumento incremental no comprimento da mandíbula, juntamente com o movimento posterior do ponto B e do pogónio. Devido à rotação mandibular para trás, é difícil controlar o crescimento vertical durante o tratamento da mentoneira.

CONCLUSÃO

"Existe apenas uma doença - a má oclusão. O remédio é a força, e há uma série de maneiras de aplicar essa força"-Weinstein (1971). "No caminho para uma saúde oral óptima para as crianças, os aparelhos miofuncionais são companheiros valiosos, orientando o desenvolvimento de hábitos orais adequados e promovendo um crescimento harmonioso das estruturas faciais. Como R. Ricketts sabiamente observou, 'A forma segue a função, e a função molda a forma'. Estes aparelhos, ao tratarem os desequilíbrios musculares subjacentes, não só ajudam na correção das más oclusões como também contribuem para o bem-estar geral da criança. Nas palavras do Dr. John Flutter, "A língua é o músculo mais poderoso do corpo", enfatizando o papel fundamental que a terapia miofuncional desempenha no aproveitamento do potencial de influência positiva da língua. Ao promover a respiração nasal, a postura da língua e padrões de deglutição corretos, estes aparelhos criam uma base para uma vida inteira de saúde oral. Os aparelhos funcionais funcionam orientando e controlando os processos e forças naturais. Normalmente, estas forças musculares são geradas pela alteração da posição mandibular sagital e verticalmente, resultando em alterações ortodônticas e ortopédicas. Os métodos funcionais tiram partido do crescimento e dos processos de desenvolvimento que ocorrem na altura do tratamento, incluindo a formação óssea e a erupção dentária, permitindo que os dentistas pediátricos tirem partido do crescimento das crianças, utilizando aparelhos funcionais para corrigir a má oclusão em desenvolvimento no período da dentição mista. Em muitos casos, os aparelhos funcionais podem ser considerados biológicos devido às suas funções de eliminação de forças e de orientação do crescimento. Além de apresentarem "bondade tecidual", ou um atributo de conservação de tecidos, eles também têm maior probabilidade de alcançar a estabilidade do tratamento à medida que a função muscular perioral é reabilitada. Assim, os requisitos de retenção são muitas vezes mínimos. Qualquer aparelho miofuncional, por mais ingénuo que seja, é capaz de produzir alguma mudança, para melhor ou para pior. Alguns pacientes apresentam mudanças significativas, outros não. O grau e a incidência da mudança numa situação clássica não validam de forma alguma a filosofia de ação. Não se deve generalizar um aparelho para todos os tipos de má oclusão ou para uma determinada má oclusão em diferentes indivíduos, mas sim fazer um diagnóstico ortodôntico adequado e um planejamento criterioso do tratamento, o que é imprescindível para o sucesso dos resultados com os aparelhos miofuncionais. Os aparelhos funcionais não são uma panaceia para todas as deformidades esqueléticas durante o período de crescimento. Mas o tratamento com aparelhos funcionais pode ser muito gratificante se estivermos prontos para aceitar os desafios de antecipar as mudanças associadas ao crescimento e desenvolvimento facial e à resposta do paciente, com uma lista de problemas e objectivos de tratamento bem definidos. Com uma infinidade de aparelhos funcionais disponíveis, é importante para a pediatria compreender claramente o mecanismo de ação dos vários aparelhos funcionais, para que se possa selecionar o aparelho ideal para um determinado paciente. Não nos esqueçamos do profundo impacto na autoestima e na confiança, como afirma o Dr. Richard Greenlee: "Um sorriso bonito é um recurso poderoso, que aumenta a confiança de uma criança e molda as suas interações com o mundo". Os aparelhos miofuncionais, através da sua orientação subtil, contribuem não só para o alinhamento físico, mas também para os aspectos psicológicos e sociais da vida de uma criança. Em conclusão, os aparelhos miofuncionais surgem não apenas como ferramentas corretivas, mas como arquitectos de um futuro mais saudável e confiante. Com o seu apoio, moldamos não só a forma do sorriso de uma criança, mas também a função de uma vida inteira.

REFERÊNCIAS

1. Moeller JL, Paskay LC, Gelb ML. Terapia miofuncional: um novo tratamento para distúrbios respiratórios pediátricos do sono. Clínicas de Medicina do Sono 2014; 9: 235-43.
2. Das, UM; Reddy, D. Efeitos do tratamento produzidos pelo aparelho trainer pré-ortodôntico em pacientes com má oclusão de classe II divisão I. Journal of Indian Society of Pedodontics and Preventive Dentistry 28(1): p 30-33, Jan-Mar 2010. DOI: 10.4103/0970-4388.60480.
3. Gottfried P Schmuth. Marcos no desenvolvimento e aplicação prática de aparelhos funcionais. Am J Ortho1983; 84 (1):48-53. Gottfried P Schmuth. Marcos no desenvolvimento e aplicação prática de aparelhos funcionais. Am J Ortho1983; 84 (1):48-53.
4. Aparelhos funcionais: Origins, the Present & the Future Sofitha M D[1] , M.D.S; Mohamed Iqbal J[2] M.D.S IOSR Journal of Dental and Medical Sciences (IOSR-JDMS) Volume 18, Issue 5 Ser. 4 (May. 2019).
5. Norman Wahl. Ortodontia em 3 milénios. Capítulo 9: Aparelhos funcionais até meados do século. Am j Ortho n Dentofaci Orthop 2006; 129; 829-33.
6. Modificação de Sudipta Kar do rastreio oral, 2015. Revista europeia de investigação farmacêutica e médica 2(5):1835-1393
7. Bhalajhi S.I., Orthodontics- The Art and Science - Sexta edição.
8. Clark WJ. A técnica de tração em bloco duplo. Eur J Orthod. 1982; 4(1): 129 - 38.
9. Kaur, Sukhpal & Kaur, Rajdeep & Prashar, Anil. (2022). Aparelhos funcionais fixos.
10. Aparelhos miofuncionais: Uma visão geral Abdul Baais Akhoon[1] , Mohammad Mushtaq[2] , Zubair Ahmad Akhoon[3] . IJCMR 2021, Vol 8.
11. Alam, MK. 2012. Ortodontia de A a Z: Aparelho ortodôntico funcional.
12. Samir E. Bishara, Robert R. Ziaja, Functional appliances: A review, American Journal of Orthodontics and Dentofacial Orthopedics, Volume 95, Issue 3, 1989.
13. William R. Proffit e Henry W. Fields: Livro de texto de ortodontia contemporânea.
14. Graber TM, Neumann B. Aparelhos Ortodônticos Removíveis. 2ª ed. W.B. Saunders; 1984.
15. Vig, P S, e K W Vig. "Aparelhos híbridos: uma abordagem de componente para ortopedia dentofacial." Revista americana de ortodontia e ortopedia dento-facial.vol. 90,4 (1986): 273-85.
16. RittoA.korrodi2001classificação de aparelhos funcionais fixos. Orthodontic cyberjournal, junho
17. Graber, Rakosi, Petrovic. Ortopedia dento-facial com aparelhos funcionais. 2ª edição.
18. Tulloch JFC, Phillips C, Profitt WR. Benefício do tratamento precoce da classe II: relatório de progresso de um ensaio clínico aleatório em duas fases. Am J Orthod Dentofacial Orthop 1998; 113:63-72.
19. "Aparelhos miofuncionais removíveis - o que, quando, porquê" Dr. Roshni Koli et al.,

2020 IJCRT | Volume 8, Edição 8 agosto 2020.

20. Schwarz, A.M., Gratzinger, M. Removable orthodontic appliances. W. B. Saunders Company, Philadelphia, 1966.

21. Kraus F. Ecrãs vestibulares e orais. Trans Eur Orthod Soc., 1956; 32: 217-224.

22. Hotz, R. Orthodontia na prática quotidiana. Hans Huber, Bern., 1980.

23. Nord, C.F.L. Aparelhos soltos em ortodontia. Trans. Eur. Soc. Orthod., 1959; 246.

24. Nord, C.F.L. Een revolutie in die orthodontische apparatur. Ned. Tijdschr. Tandheelk. 1965; 72: 832.

25. Fingeroth, A.L., Fingeroth, M.M. Tratamento precoce: Teoria e terapia. Orthod. Record., 1958; 1: 87-99.

26. Owman moll & Bengt Ingervall. Efeito do tratamento com ecrã oral na dentição, morfologia labial e função em crianças com lábios incompetentes.AM J ORTHO 1985;85(1): 37-46.

27. Gowri Shankar. Livro de Texto de Ortodontia - 2nd edition

28. Sridhar Premkumar. Orthodontics- Exam preparatory manual for undergraduates-3rd edition. Publicações Elsevier.

29. Cetlin, N M, e A Ten Hoeve. "Tratamento sem extração". Journal of clinical orthodontics: JCO vol. 17,6 (1983): 396-413.

30. Kalra DH. APARELHO DE BLOQUEIO DUPLO: SUAS MODIFICAÇÕES.2011;2(1):30

31. Clark WJ. A técnica do bloco duplo. Um sistema de aparelho ortopédico funcional. Am J Orthod Dentofacial Orthop. 1988; 93(1): 1 - 18.

32. Clark W. Conceção e gestão de Twin Blocks: reflexões após 30 anos de utilização clínica. Journal of orthodontics. 2010;37(3):209-16.

33. William J Clark - Twin Block - Aplicações da terapia funcional na ortopedia dento-facial - 3rd edition.

34. Kartsavrias E G. Effect of mandibular protrusive appliances on articular eminence morphology (Efeito dos aparelhos protrusivos mandibulares na morfologia da eminência articular). Angle orthodontics 2003;73(6):647-653

35. KatsavriasEG. O efeito do tratamento de aparelhos protrusivos mandibulares na fossa glenoide para correção de classe II. Angle Ortho2004;74 (1):79-85

36. Aameer Parkar et al - O ativador e a sua modificação - Uma revisão. IP Indian Journal of Orthodontics and Dentofacial Research, abril-junho, 2019;5(2):41-46

37. Jonathan R. Weinbach e Richardson J smith. Alterações cefalométricas durante o tratamento com o bionator aberto. Am J Orthod Dentofac Ortho 1992;101:367-74.

38. Luciana A M, Tiziano Baccetti, Lorenzo Franchi, Kurt Faltin, James A McNamara. Efeitos dento-esqueléticos a longo prazo e alterações do perfil facial induzidas pela terapia com bionator. Angle Orthod 2010;80:10-17.

39. Jibin Joy, Asjad Nizar, Nillan K Shetty, Anil Kumar, "Frankel Functional Regulator- A Literature Review", IJDSIR- dezembro - 2021, Vol. - 4, Issue - 6, P. No. 344 - 347.

40. Frankel R e Frankel C L. Ortopedia orofacial com o regulador funcional. 1ª edição, Karger 29-200:1989.
41. Rushforth CD, Gordon PH, Aird JC. Alterações esqueléticas e dentárias após o uso do regulador funcional de Frankel. Br J Orthod. 1999 Jun;26(2):127-34.
42. Janson GR, Toruño JL, Martins DR, Henriques JF, de Freitas MR. Efeitos do tratamento da Classe II com o aparelho de Fränkel. Eur J Orthod. 2003 Jun;25(3):301-9.
43. Roberto m A, limafilho, Anna Letícia, Antonio Carlos. Estudo longitudinal das alterações anteroposteriores e verticais da maxila em pacientes classe II esquelética tratados com aparelho extrabucal cervical de Kloehn. Angle ortho 2003;73:187-193.
44. Geofrey R kopecky, Leonard S Fishman. Timing of cervical head gear treatmentbased on skeletal maturation. Am j orthod dentofac ortho 1993;104:162-9.
45. McNamara j, Brudon W. Orthodontic and orthopaedic treatment in the mixed dentition (Tratamento ortodôntico e ortopédico na dentição mista).
46. Young Ko, Seung Hak Baek, James Mah, Won Sik Yang. Determinantes do sucesso da terapia com mentoneira na má oclusão de classe III esquelética. Am j ortho dento facial ortho 2004; 126:33-41.
47. Yasser L Abdelnaby e Essam A Masser. Efeitos da mentoneira utilizando duas magnitudes de força diferentes no tratamento de más oclusões de classe III. Angle ortho.2010;80: 957- 962.
48. Bishara Samir E. Text book of Orthdontics (Livro de texto de ortodontia). Philadelphia: W B Saunders co 2001.

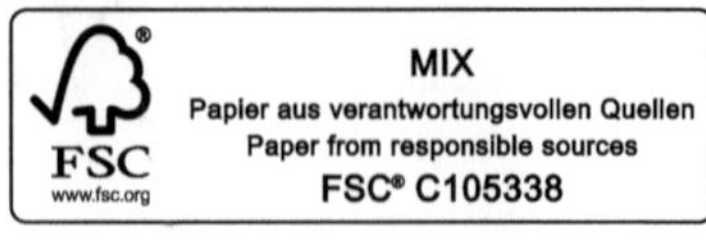

Printed by Books on Demand GmbH, Norderstedt / Germany